常见口腔疾病的诊断与治疗

主编 杨亚丽 张修红 许 珂 张 静

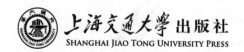

上海交通大学出版社
SHANGHAI JIAO TONG UNIVERSITY PRESS

内容提要

　　本书讲述了口腔医学的基础内容，包括口腔医学的概述、口腔颌面部的组织学、口腔颌面部的解剖生理学；重点讲解了口腔黏膜疾病、牙体硬组织疾病、儿童口腔疾病；简要介绍了口腔正畸、牙列缺失修复的相关内容。本书可以为各级医疗机构的口腔科临床医师及医学院校在校学生提供参考。

图书在版编目（CIP）数据

　　常见口腔疾病的诊断与治疗 / 杨亚丽等主编. --上海：上海交通大学出版社，2023.12

　　ISBN 978-7-313-29313-8

　　Ⅰ．①常… Ⅱ．①杨… Ⅲ．①口腔疾病－常见病－诊疗 Ⅳ．①R78

　　中国国家版本馆CIP数据核字（2023）第160730号

常见口腔疾病的诊断与治疗
CHANGJIAN KOUQIANG JIBING DE ZHENDUAN YU ZHILIAO

主　　编：杨亚丽　张修红　许　珂　张　静

出版发行：上海交通大学出版社

邮政编码：200030

印　　制：广东虎彩云印刷有限公司

开　　本：710mm×1000mm　1/16

字　　数：208千字

版　　次：2023年12月第1版

书　　号：ISBN 978-7-313-29313-8

定　　价：198.00元

地　　址：上海市番禺路951号

电　　话：021-64071208

经　　销：全国新华书店

印　　张：12

插　　页：2

印　　次：2023年12月第1次印刷

Foreword 前言

　　口腔疾病是一类常见病、多发病。尽管大部分口腔疾病在初始阶段并不引起人们的关注，然而处理不当亦会导致较为严重的后果。一方面给患者本人造成额外的机体与精神痛苦；另一方面给后续治疗带来很大困难。因此，对于此类疾病的早期防治非常重要。随着我国经济的迅速发展和人们生活水平的不断提高，人们对口腔保健的需求进一步增加，从而为口腔医学的发展提供了机遇。同时，口腔医疗的发展日新月异，也要求临床医师不断巩固和提高自身诊疗水平。因此，特组织一批具有丰富临床实践经验的专家，精心编写了《常见口腔疾病的诊断与治疗》一书，旨在帮助广大临床口腔医师了解和掌握目前口腔科常见疾病的最新临床诊疗经验和方法，以便更好地为广大患者服务。

　　本书讲述了口腔医学的基础内容，包括口腔医学的概述、口腔颌面部的组织学、口腔颌面部的解剖生理学；重点讲解了口腔黏膜疾病、牙体硬组织疾病、儿童口腔疾病；简要介绍了口腔正畸、牙列缺失修复的相关内容。

　　本书从临床实际出发，详细阐述了常见口腔疾病的发病机制、临床表现、诊断要点、治疗原则与治疗方法，还增加了近几年国内外一些成熟的新技术，具有较强的实用性。本书使用了丰富的图片，以更加直观的方式加深读者对口腔疾病的认识；内容简明扼要，既强调同类疾病间的鉴别诊断和注意要点，又涵盖口腔医学的各个领域。期望本书可以为各级医疗机构的口腔科临床医师及医学院校在校学生提供参考。

在本书的编写过程中,各位编者都付出了巨大的努力,对稿件进行了多次修改,但由于编写经验不足,加之编写时间有限,书中存在的疏漏或不足之处,敬请广大读者批评指正,以期再版时修正完善。

《常见口腔疾病的诊断与治疗》编委会

2023 年 5 月

Contents 目录

第一章　口腔医学的概述 ……………………………………………… (1)

　第一节　口腔医学的历史发展 …………………………………… (1)

　第二节　现代口腔医学的成就 …………………………………… (4)

第二章　口腔颌面部的组织学 ……………………………………… (7)

　第一节　牙体组织 ………………………………………………… (7)

　第二节　牙周组织 ………………………………………………… (18)

　第三节　口腔黏膜 ………………………………………………… (24)

第三章　口腔颌面部的解剖生理学 ………………………………… (31)

　第一节　牙体的解剖生理 ………………………………………… (31)

　第二节　牙列、殆与颌位的解剖生理 …………………………… (47)

　第三节　颌面部的解剖生理 ……………………………………… (58)

第四章　口腔黏膜疾病 ……………………………………………… (67)

　第一节　口腔黏膜溃疡类疾病 …………………………………… (67)

　第二节　口腔黏膜大疱类疾病 …………………………………… (70)

　第三节　口腔黏膜感染性疾病 …………………………………… (79)

　第四节　口腔黏膜斑纹类疾病 …………………………………… (84)

　第五节　口腔黏膜变态反应性疾病 ……………………………… (89)

第五章　牙体硬组织疾病 …………………………………………… (93)

　第一节　牙体急性损伤 …………………………………………… (93)

　第二节　牙体慢性损伤 …………………………………………… (96)

　第三节　牙齿发育异常 …………………………………………… (100)

　第四节　牙本质过敏症 …………………………………………… (106)

第六章　儿童口腔疾病 ……………………………………………………（107）

　　第一节　儿童龋病 ……………………………………………………（107）

　　第二节　儿童牙髓及根尖周病 ………………………………………（117）

　　第三节　儿童牙周组织疾病 …………………………………………（132）

　　第四节　儿童口腔黏膜疾病 …………………………………………（140）

第七章　口腔正畸 ……………………………………………………（145）

　　第一节　阻生牙与埋伏牙的矫治 ……………………………………（145）

　　第二节　牙周疾病与正畸治疗 ………………………………………（154）

第八章　牙列缺失修复 ………………………………………………（163）

　　第一节　全口义齿的关键技术 ………………………………………（163）

　　第二节　全口义齿的固定、稳定及支持 ……………………………（179）

　　第三节　即刻全口义齿修复 …………………………………………（183）

参考文献 ………………………………………………………………（187）

第一章　口腔医学的概述

第一节　口腔医学的历史发展

一、古代

口腔医学的发展,从巫医不分的时代,经过对疾病的观察与治疗的实践,不断深入,而达到建筑在生物科学和理工学的现代口腔医学的时代。

在欧洲,有一个"牙痛之神"的故事,流传很久,直到现在还有她的彩色画像,并有多种名贵珍品。牙痛之神原名圣阿波罗,是一位女基督教徒。她为了不改变信仰,被强迫拔掉全部牙齿,并被撕裂皮肤,最后活活烧死。后人为表示对她的尊崇乃称其为"牙痛之神"。13世纪,在米兰发行铸有圣阿波罗像的铜币,一手持牙钳,以此纪念圣阿波罗受难,并为使所有的人从牙痛与头痛中解救出来。当然这只是人们良好的愿望。

在古代的医学著作中有不少关于口腔疾病及其治疗方法的记载。印度公元前6世纪妙闻的著作中列举了65种口腔疾病,并有关于切开拔牙的记载。古埃及文献中记载有用薄荷、乳香、没药、莨菪等治疗牙痛。我国汉代张仲景著《金匮要略》中记载用雄黄治疗龋齿,雄黄是硫化砷,这是世界上最早记载用砷剂治疗龋齿痛的方法。我国古代有关口腔疾病大多数著作合并在医学著作之中,如隋代的《巢氏病源总论》、唐代的《外台秘要》和《千金方》、宋代的《圣惠方》和《圣济总录》、明代的《直指方》和《证治准绳》、清代的《图书集成》等。作为口齿方面的专著不多,张仲景著有《口齿论》已佚失,唐代邵英俊著《口齿论》一卷、《排玉集》三卷亦均佚失。明代薛己著有《口齿类要》,但只是一本小册子,内容不丰富。

二、15 世纪后半叶

欧洲文艺复兴,科学技术蓬勃发展,英才辈出。恩格斯说:"这是一个人类前所未有的最伟大的进步的革命。"在牙科医学方面最能反映当时成就的要首推法国人福夏尔。他是一个具有丰富医学知识的外科医师,而专门从事牙科医学。他积累了 20 多年的牙科治疗经验,于 1728 年完成了外科牙医学两卷巨著,内容包括牙体解剖生理及胚胎、口腔病理及甚为完备的临床病例。全书列举了 103 种牙病与口腔病,为口腔医学史上树立了一座里程碑。福夏尔的重大成就是由于18 世纪正值科学的黄金时代,当时解剖学已很发达,关于头、颌、牙的解剖知识已很精确,工具器械有了很大的改进,药物学也有所发展,在这种科学和工业发达的基础上,牙病的治疗乃从理发外科医师之手转移到外科牙医之手。这在医学科学上是一次大的迈进。福夏尔另一重大贡献是把牙科医学从大外科中分化独立出来,成为一种独立的学科,并把从事这个专业的人称为牙外科医师。所以,在欧洲把他称作"近世牙科医学之父"。

三、19 世纪

19 世纪的牙科医学,有许多发明创造。牙科医师对麻醉学做出了重大贡献。1844 年,牙科医师韦尔斯用氧化亚氮麻醉拔牙。1846 年,他的学生莫顿用乙醚麻醉拔牙。从此氧化亚氮和乙醚广泛应用到外科手术中。1905 年,普鲁卡因问世,局部麻醉得到极大的发展,使拔牙全然无痛。1895 年,伦琴发现 X 射线,成为牙科医学时时不能离开的诊断方法。还应当特别提到 19 世纪两位贡献很大的美国牙科医师,一位是米勒,他的大半生在德国 Koch 研究所进行口腔细菌学的研究,找出多种与龋齿有关的细菌,并且提出细菌发酵成酸导致龋齿发生的"化学细菌学说",也就是"酸源学说";另一位是美国著名牙科医师布莱克,他既是研究者,又是教育家,他创立了"窝洞制备原则",把牙齿治疗方法提高到科学技术原理上,建立了牙体手术学科。

四、近代工业时期

近代工业的发展给牙科医学的发展创造了条件。19 世纪,英国机械工业发达。1864 年,脚踏机产生,用来带动牙钻。20 世纪上半叶,发展了电机。20 世纪下半叶,使牙科医学最为改观的超速涡轮钻机产生,它一分钟的转速在 30 万次以上,极大地提高了治疗效率,并减轻了患者磨牙时的痛苦。一个现代化的诊室,有符合人体工学的设备、得心应手的器材、集中冷光的照明、超速涡轮牙钻及超声波洁牙机等。这一切，全是半个世纪以来工业发达带来的实惠。

真正、大范围的牙科医学和口腔医学的发展，是从口腔医学专业队伍的建立开始的。近代学院式的口腔医学教育始于19世纪。第一个牙科医学校是创建于1839年的美国巴尔迪摩牙医学院，创办人是Hayden和Harris。他们从医学院中独立出来时规模很小，第一期毕业生只有两个人。以后英、法、德、日相继成立牙科医学院校。1917年，我国成立了华西协合医科大学牙医学院，后来改名为华西医科大学口腔医学院，现在称四川大学华西口腔医学院；1934年，上海震旦大学内设立牙医学校，1952年，与上海牙医专科学校合并，后来改名为上海第二医科大学口腔医学院，现在称上海交通大学口腔医学院；1935年，在南京中央大学内设立牙医专科学校，新中国成立后改名为第四军医大学口腔医学院；1943年，北京大学医学院内设牙医学系，后来改名为北京医科大学口腔医学院，现在称北京大学口腔医学院。早在这几个学校成立之前已经有些牙医专科学校或培训班，像1911年设立的哈尔滨俄立牙医专科学校和1914年设立的北平同仁医院牙医专科学校等，但均未能继续下来。20世纪下半叶，统计各国牙科医师人数与人口的比例，在北欧是1:（600～1 000），在美、日约为1:2 000，而我国约为1:50 000。这就说明了我国口腔医学是短线学科，于是在各省建立了口腔医学院、系。

五、现代口腔医学

目前我国口腔医学事业正处在发展最快的时期，呈现出以下特点。

（一）口腔医师大幅度增加

据可查到的资料显示，1914年，全国口腔医师约有400人，按全国4亿人口计，口腔医师与总人口比为1:1 000 000。1949年，全国口腔医师约为500人，即新中国成立前，在近40年间，中国的口腔医师几乎没有增加。这一方面说明中国牙科教育十分落后，另一方面说明广大中国人民生活在饥饿线上，谈不上口腔医疗保健问题。而同期日本牙科医师人口比为1:36 808，美国为1:20 000。旧中国和这些国家间的差距十分巨大。新中国成立后，我国口腔医学事业发展很快，反映在口腔医师数量上也成倍增长。

新中国成立后，中国口腔医师出现三个增长高峰。第一个高峰出现在新中国成立后，20世纪50年代初到20世纪60年代初的十年间，口腔医师增加4倍多；第二个高峰出现在改革开放后到20世纪末的20年间，口腔医师又增加了6倍；第三个高峰出现在近年，口腔医师从3万多人增加到5万多人。

(二)口腔医学院、系数量快速增加

新中国成立初期,培养口腔医师的院系全国仅有 5 所。半个多世纪来,口腔医学院、系也出现三个增长高峰。第一个高峰时期是新中国成立初期到改革开放初期的 20 年间,口腔医学院系从 5 所增至 30 所;第二个高峰时期是改革开放初期到 20 世纪末的 20 年间,从 30 所发展到 36 所;第三个高峰时期是 21 世纪 5 年来,从 36 所增加到 84 所。据报道,目前,口腔医学院、系已近百所。除此之外还有各大学开设的口腔专业班几十个。这样的发展速度在世界上罕见,在中国历史上也是首次(这些院、系中有些师资、设备条件很差,有待整顿改善)。

口腔专科医院明显增多从 20 世纪 90 年代初到 20 世纪末 10 年间,口腔专科医院从 62 所增加到 89 所,而近年来又从 89 所增加到 196 所。一个国家在短短的三年就新增加 100 余所口腔医院,也是前所未有的。

(三)民营口腔诊所迅速发展

新中国成立后几十年间,政府不允许私人开设诊所。20 世纪 80 年代,中央政策开始允许私人开设诊所。民营口腔诊所开始发展缓慢,但近几年来发展迅速。根据中华口腔医学会医院管理委员会民营口腔医疗机构管理组高东华调查报告,现在全国民营口腔诊所约 3 万余所,占全国私人诊所总数约 1/4,估计还在发展。

第二节　现代口腔医学的成就

一、龋齿发病率有下降趋势

在工业发达国家,如北欧、美、日等,龋齿患病率曾一度达到极为猖獗的状态,目前已有下降趋势。这主要由于:①建立了健全的口腔医疗保健制度;②在儿童及人群中进行了口腔卫生教育;③多种方式使用氟化物防龋,包括氟化水源、牙膏含氟等。这是预防龋齿取得的重大成就。但是,在发展中国家,龋齿还有继续上升的趋势,其原因主要是糖消费量的增加和缺乏对牙齿进行有力的保护措施,如清除菌斑和使用氟化物。要进行大面积防治牙病,重要的一件事是"兴氟利,除氟害"。我国高氟区很多,现已查明有 3 个类型的氟中毒,即饮水型、煤烟污染型和天然食物型。其中最重要的是水源含氟过高,超

过 0.8 ppm,氟斑牙即急剧上升。经对全国 13 万余名儿童的调查,我国水氟含量以 0.5～0.8 ppm 最为适宜,既有防龋效能又能防治氟斑牙的发生。

二、保存天然牙齿

一个世纪以来,牙髓和根管治疗学不断发展,几乎能够保存患有各种牙髓及根尖炎症的牙齿,牙齿龋坏就要拔掉的时代已经过去了。超速涡轮牙钻能在数十秒完成开髓和备洞工作,是划时代的进展。牙髓生物学及病理学的发展,使人们能针对各个不同阶段的牙髓根尖病选择恰当的治疗方法,包括盖髓、断髓、拔髓、牙髓塑化、根管治疗、根尖切除等,使大量龋坏牙得以保存,并恢复其功能和外观。再加以高铜银汞合金、复合树脂、光敏树脂等材料的进步,能使充填体坚固美观。所以,第一是保存了牙体病的患牙,第二则是保存牙周病的患牙。细菌学和免疫学的研究查明了牙周炎是由一些厌氧菌所引起的,因此,有针对性地选择治疗药物,并用"缓释"法,保留在牙龈沟内使其达到一定的浓度,这样能够取得较好的效果。同时也更明确了严格的口腔卫生、控制菌斑是完全能够控制龈炎,从而预防牙周病的发生与发展的。

三、口腔颌面外科

口腔肿瘤、成形、颞下颌关节病、创伤、正颌外科等外科学近年发展很快。在基础研究方面,建立了多种口腔及唾液腺癌的癌株,开展了分子生物学的研究;在临床方面,发展了肿瘤保存器官的手术并结合使用放射治疗(简称放疗)、化学治疗(简称化疗)、激光等提高了治疗效率,减少了颌面部的伤残。还开展了显微外科血管吻合术、游离皮瓣及人工种植体的应用,使口腔肿瘤切除后的功能性修复及颌骀重建有了很大的发展。明显改善了术后患者的生活质量。由于牙、骀、颌、面在解剖生理上是一个系统,任何颌面部的手术离不开骀关系的恢复与改善。所以口腔颌面外科必须与口腔修复及正畸科密切合作,并且利用 X 线头影测量和术后面影预测等临床基础研究手段。没有骀学的充分知识,是不能很好完成口腔颌面外科手术的。

四、口腔修复学

牙齿缺失后的修复,虽然有较长的历史,但是一个符合解剖生理要求、质地优良而美观的修复体,也不过是半个多世纪以来的事。早在 20 世纪 30 年代之前,义齿的牙托还是用硫化橡皮制作的,既笨重而且颜色不佳。口腔修复学的发展主要是以生物力学和咀嚼生理学作为理论基础,以此理论对义齿进行合理的设计。再就是材料学的发展,要有性能良好的金属和高分子塑料,像目前使用的钴铬合金支架及卡环、丙烯酸树脂牙托、光固化树脂及烤瓷等修复前牙能使色泽逼真。现在修复体的种类很多,几乎能适应于各种情况的需要,包括嵌体、固定义齿、局部可摘义齿及全口义齿等。修复学的发展使义齿能够"巧夺天工",所以在今后很长的一个历史阶段牙列修复理论、材料和技术还会不断发展。只有当预防工作更发达,人们能够保留天然的牙体和牙列时,修复工作才能减少。

五、正畸学

19 世纪,美国医师金斯利设计了腭裂阻塞器及牙间夹板,被认为是现代正畸学的创始人。19 世纪末至 20 世纪初,Angle 致力于错𬌗矫治的研究,最早使用方丝弓固定矫治器,发展了正畸学科,他的错𬌗畸形分类法一直沿用到现在。毛燮均教授既是口腔教育学家又是正畸学家,他根据牙量与骨量比例失调,对错𬌗畸形所作的分类,被认为是具有科学基础而又有实际意义的分类法。目前,矫正牙齿主要采用方丝弓和 Begg 细丝技术,这种矫治器有较高的效能,能使牙齿进行整体移动,并能克服矫治器支抗欠佳的缺点。为了戴矫治器期间,矫治器不暴露,近年来又发展了舌侧矫治技术。正畸学不仅是大量错𬌗儿童所迫切需要的学科,它又与有关学科合作,发展了外科正畸学,并开展对颞下颌关节病、牙周病及颌面整复术前的正畸治疗等。

六、牙种植学

牙种植是使用非人体材料植入颌骨内作为人工牙根以支持修复缺失的牙齿。20 世纪 60 年代,Brānemark 教授创立的骨结合理论奠定了现代牙种植学的生物学基础。牙种植学是近年来在口腔医学中发展起来的一个新的分支学科,是口腔修复学、口腔外科学、牙周病学、口腔组织病理学、口腔材料学、口腔生物学、𬌗学、生物力学、口腔放射学及机械工艺学等众多学科交叉综合发展的结果。它是继高速涡轮手机、全景 X 线机、高分子黏固材料问世后的 20 世纪牙科领域中第四项重大突破,是口腔修复治疗技术中的一场革命。在欧美等西方发达国家,越来越多的牙列缺失及无牙𬌗患者已接受了成功的种植义齿修复,使患者的咀嚼功能恢复水平从传统义齿修复的 20% 左右提高到接近自然牙列的 80% 左右,从而被誉为"人类的第三副牙齿"。在我国牙种植技术,近年来也得到了很大发展,在条件好的口腔医院还设立了口腔种植科。一系列种植新技术不断涌现,使牙种植适应证不断扩大,牙种植技术作为修复技术越来越被广大缺牙患者所接受。

第二章 口腔颌面部的组织学

第一节 牙体组织

牙体组织由釉质、牙本质、牙骨质和牙髓构成。釉质为特化的上皮组织,而牙本质、牙骨质和牙髓则属于结缔组织。

一、釉质

釉质为覆盖于牙冠部表面的一层硬组织。在切牙的切缘处厚 2 mm,磨牙的牙尖处厚 2.5 mm,向牙颈部则逐渐变薄。釉质外观呈乳白色或淡黄色,矿化程度越高,釉质越透明,其深部牙本质的黄色易透过而呈淡黄色;矿化程度低,则釉质透明度差,牙本质颜色不能透过而呈乳白色。乳牙釉质矿化程度比恒牙低,故呈乳白色。

(一)理化特性

釉质是人体中最硬的组织。

1.无机物

釉质中无机物占总重量的 96%～97%,主要由含钙离子(Ca^{2+})、磷离子(P^{3-})的磷灰石晶体和少量的其他磷酸盐晶体等组成。釉质晶体相似于羟基磷灰石[$Ca_{10}(PO_4)_6(OH)_2$]晶体,是含有较多 HCO_3^- 的生物磷灰石晶体。釉质中还含有一些 Cl^-、Na^+、Mg^{2+}、Sr^{2+}、Zn^{2+}、Pb^{2+} 等杂质元素,并存在 Ca^{2+} 空位,使釉质的磷灰石晶体结构变得不稳定。而 F^- 的存在,使磷灰石晶体内的钙三角结构变得紧凑,稳定性加强,因而增强了对酸的抵抗能力。

2.有机物

釉质中的有机物占总重量的 1%以下。釉质细胞外基质蛋白主要有釉原蛋白、非釉原蛋白和蛋白酶三大类。

（1）釉原蛋白在晶体成核、晶体生长方向和速度调控上发挥重要作用，在釉质发育分泌期达 90%，主要分布于晶体间隙，成熟釉质中基本消失。

（2）非釉原蛋白包括釉蛋白、成釉蛋白和釉丛蛋白等，与羟基磷灰石有很强的亲和性，存在于釉质分泌早期至成熟后期的柱鞘、釉丛等部位，具有促进晶体成核、调控晶体生长的作用。

（3）釉基质蛋白酶包括金属蛋白酶和丝氨酸蛋白酶等。主要参与釉原蛋白和非釉原蛋白分泌后的修饰与剪接，而丝氨酸蛋白酶主要分解釉质成熟期晶体之间的釉原蛋白，为釉质晶体的进一步生长提供空间。

（二）组织学特点

1.釉柱

釉柱是细长的柱状结构，起自釉质牙本质界，贯穿釉质全层而达牙表面。在窝沟处，釉柱由釉质牙本质界向窝沟底部集中，呈放射状；近牙颈部，釉柱排列几乎呈水平状。釉柱近表面 1/3 较直，而内 2/3 弯曲，在牙切缘及牙尖处绞绕、弯曲更为明显，称为绞釉。

釉柱直径为 $4 \sim 6 \ \mu m$。纵剖面可见有规律间隔的横纹，横纹之间的距离为 $4 \ \mu m$，与釉质发育期间基质节律性的沉积有关。横剖面呈鱼鳞状，电镜观察呈球拍样，有一个近圆形、较大的头部和一个较细长的尾部。头部朝咬合面方向，尾部朝牙颈方向。相邻釉柱以头尾相嵌的形式排列。

电镜观察，釉柱由呈一定排列方向的扁六棱柱形晶体组成。晶体宽 $40 \sim 90 \ nm$，厚 $20 \sim 30 \ nm$，长度 $160 \sim 1 \ 000 \ nm$。这些晶体在釉柱头部互相平行排列。它们的长轴（C 轴）平行于釉柱的长轴，而从颈部向尾部移动时，晶体长轴的取向逐渐与长轴成一角度，至尾部已与釉柱长轴成 $65° \sim 70°$ 的倾斜。在一个釉柱尾部与相邻釉柱头部的两组晶体相交处呈现参差不齐的增宽了的间隙，称为釉柱间隙，构成了釉柱头部清晰、弧形的边界，即所谓的釉柱鞘。

2.施雷格线

用落射光观察牙纵向磨片时，可见宽度不等的明暗相间带，分布在釉质的内 4/5 处，改变入射光角度可使明暗带发生变化，这些明暗带称为施雷格线。这是由于规则性的釉柱排列方向改变而产生的折光现象。

3.无釉柱釉质

近釉质牙本质界最先形成的釉质、多数乳牙和恒牙表层 $30 \ \mu m$ 厚的釉质均看不到釉柱结构，晶体相互平行排列，称为无釉柱釉质。位于釉质牙本质界处者,可能是成釉细胞在最初分泌釉质时托姆斯突尚未形成;而表层的无釉柱釉质可能是成釉细胞分泌活动停止及托姆斯突退缩所致。

4.釉质生长线

釉质生长线又称芮氏线,低倍镜观察釉质磨片时,此线呈深褐色。在纵向磨片中的牙尖部呈环形排列包绕牙尖,近牙颈处渐呈斜行线。在横磨片中,生长线呈同心环状排列。为釉质周期性的生长速率改变所形成的间歇线。其宽度和间距因发育状况变化而不等。

乳牙和第一恒磨牙的磨片上,常见一条加重的生长线。这是由于乳牙和第一恒磨牙的釉质部分形成于胎儿期,部分形成于小儿出生以后。当小儿出生后,由于环境及营养的变化,该部位的釉质发育一度受到干扰,特称其为新生线。

5.釉板

釉板是一薄层板状结构,垂直于牙面,或停止在釉质内,或达釉质牙本质界,甚至伸到牙本质内,磨片观察呈裂隙状结构。可能是在釉质发育时期,某些釉柱排列急剧变化或矿化差异而发生应力改变的结果。该处的基质钙化不全,并含有大量釉质蛋白。

釉板内含有较多有机物,可成为致病菌侵入的途径。特别是在窝沟底部及牙邻面的釉板,是龋发展的有利通道。但绝大多数釉板是无害的,而且也可以因唾液中矿物盐的沉积而发生再矿化。

6.釉丛

釉丛起自釉质牙本质界,向牙表面方向散开,呈草丛状,其高度为釉质厚度的 1/5～1/4。釉丛是一部分矿化较差而蛋白含量相对较高的釉柱在不同平面及不同方向重叠投射形成的丛状影像。

7.釉梭

釉梭是位于釉质牙本质交界处的纺锤状结构,在牙尖部较多见。其形成与成牙本质细胞胞质突的末端膨大穿过釉质牙本质界包埋在釉质中有关。

8.釉质牙本质界

釉质和牙本质的交界不是一条直线,而是由许多小弧形线相连而成。从三维的角度来看,釉质牙本质界是由许许多多紧挨着的圆弧形小凹构成,小凹突向牙本质,而凹面与成釉细胞托姆斯突的形态相吻合。

(三)临床意义

随着年龄的增长,有机物等进入釉质使其颜色变深而通透性下降,釉质代谢减缓。如牙髓发生坏死,釉质的代谢将进一步受到影响,釉质失去正常的光泽,变为灰黑色,质变脆,易碎裂。

临床上常用氟化物来预防釉质龋的发生。这是因为氟离子进入磷灰石晶体中,将与 HCO_3^- 和 OH^- 等发生置换,使釉质的晶体结构变得更为稳定,从而可增强釉质的抗龋能力。

在釉质的咬合面,有小的点隙和狭长的裂隙。剖面观,这些裂隙形状不一,大多窄而长。有的较浅,开放呈漏斗状或口小底大,深度可达釉质深部。裂隙的直径或宽度一般为 $15\sim75~\mu m$,探针不能探入。由于点隙裂沟内细菌和食物残渣较易滞留而不易清洁,故常成为龋的始发部位。且一旦发生龋,则很快向深部扩展,因此早期封闭这些点隙裂沟,对龋的预防有一定帮助。随着年龄的增长,点隙裂沟可逐渐磨平,该部位龋的发生率也趋于下降。

绞釉的排列方式可增强釉质的抗剪切强度,咀嚼时不易被劈裂。手术时如需劈裂釉质,施力方向必须尽量与釉柱排列方向一致。在治疗龋齿制备洞形时,不宜保留失去牙本质支持的悬空釉柱,否则,充填后当牙受到压力时,这种薄而悬空的釉质易碎裂,使窝洞边缘产生裂缝,引起继发龋。

釉质表面酸蚀是临床上进行树脂修复、点隙裂沟封闭或矫正时带环粘固前的重要步骤。通过酸蚀使釉质无机磷灰石部分溶解而形成蜂窝状的粗糙表面,以增加固位力。釉质表面的溶解与釉柱和晶体的排列方向有关,因此,在对无釉柱釉质,尤其是乳牙进行酸蚀处理时,应适当延长酸蚀时间。

二、牙本质

牙本质是构成牙主体的硬组织,冠部表面覆盖釉质,而根部覆盖牙骨质。牙本质围成的腔隙充满牙髓组织。牙本质和牙髓由于其胚胎发生和功能上的密切关系,常合称为牙髓-牙本质复合体。

(一)理化特性

牙本质的硬度比釉质低,比骨组织稍高。牙本质具有一定的弹性,因而为硬而易碎的釉质提供了良好的缓冲环境。由于牙本质组织结构的多孔性,因而具有良好的渗透能力,组织液和局部微环境中的许多液体和离子可渗入牙本质。其无机物占重量的 70%,有机物为 20%,水为 10%。无机物主要为磷灰石晶体,但比釉质中的小,而与骨和牙骨质中的相似。有机物中,胶原蛋白(主要为 I 型胶原蛋白)占 18%,此外还有牙本质涎磷蛋白(包含牙本质磷蛋白和牙本质涎蛋白)、牙本质基质蛋白-1 及氨基多糖等。

(二)组织学特点

1.牙本质小管

牙本质小管为贯通牙本质全层的管状结构,充满组织液和成牙本质细胞突起。牙本质小管自牙髓表面向釉质牙本质界呈放射状排列。在牙尖部及根尖部小管较直,而在牙颈部则弯曲呈"～"形,近牙髓端凸出,弯向根尖方向。小管近牙髓一端较粗,直径为 $3\sim4~\mu m$,近表面处为 $1~\mu m$,且排列稀疏。因此,牙本质在近髓侧和近表面侧每单位面积内小管数目之比为 4:1。

牙本质小管自牙髓端伸向表面,沿途分出许多侧支,并与邻近小管的侧支互相吻合。牙根部牙本质小管的分支数目比冠部者多。

2.成牙本质细胞突起

成牙本质细胞突起是成牙本质细胞的原浆突,细胞体位于髓腔的近牙本质侧,呈整齐的单层排列。成牙本质细胞突起伸入牙本质小管内,整个行程中分出细的小支伸入小管的分支内,并与邻近的突起分支相联系。

细胞质突的内含物很少,主要有微管(直径 $20\sim25~nm$)、微丝(直径 $5\sim7~nm$)及一些致密体,偶见线粒体和小泡,而无核糖体和内质网。

成牙本质细胞突起和牙本质小管之间有一小的空隙,称为成牙本质细胞突周间隙。间隙内含组织液和少量有机物,是牙本质物质交换的主要场所。

牙本质小管的内壁衬有一层薄的有机膜,称为限制板,含有较高的氨基多糖,可调节和阻止牙本质小管矿化。

3.细胞间质

牙本质的细胞间质大部分为矿化的间质,其中有细小的胶原纤维,主要为Ⅰ型胶原。纤维的排列大部分与牙本质小管垂直而与牙表面平行,彼此交织成网状。

细胞间质中的磷灰石晶体比釉质中的小,长 $20\sim100~nm$,宽 $2\sim35~nm$,呈针状或板状。沉积于基质内,其长轴与胶原纤维平行。

牙本质的矿化并不是均匀的,在不同区域因其矿化差异而有着特定的名称。

(1)管周牙本质:光镜观察牙本质的横剖磨片时,可清楚地见到围绕成牙本质细胞突起的间质与其余部分不同,呈环形的透明带,称为管周牙本质,它构成牙本质小管的壁。管周牙本质矿化程度高,含胶原纤维极少。

(2)管间牙本质:位于管周牙本质之间。其内胶原纤维较多,基本上为Ⅰ型胶原蛋白,围绕小管呈网状交织排列,并与小管垂直,其矿化较管周牙本质低。

(3)球间牙本质:牙本质的钙化主要是球形钙化,由很多钙质小球融合而成。

在牙本质钙化不良时,钙质小球之间遗留一些未被钙化的间质,此未钙化的区域称为球间牙本质。其中仍有牙本质小管通过,但没有管周牙本质结构。主要见于牙冠部近釉质牙本质界处,沿牙的生长线分布,大小、形态不规则,其边缘呈凹形,很像许多相接球体之间的空隙。

(4)生长线是一些与牙本质小管垂直的间歇线纹。它表示牙本质的发育和形成速率是周期性变化的。牙本质的形成从牙尖的釉质牙本质界开始,有规律地成层进行。生长线有节律性的间隔即为每天牙本质沉积的厚度,为 $4\sim8~\mu m$。如发育期间遇到障碍,则形成加重的生长线,特称为欧文线。在乳牙和第一恒磨牙,其牙本质因部分形成于出生前,部分形成于出生后,两者之间有一条明显的生长线,即新生线。

(5)托姆斯颗粒层:在牙纵剖磨片中,根部牙本质透明层的内侧有一层颗粒状的未矿化区,称托姆斯颗粒层。有人认为是成牙本质细胞突起末端的膨大,或为末端扭曲所致;也有人认为是矿化不全所致。

(6)前期牙本质:牙本质的形成是一有序的过程,即成牙本质细胞分泌基质并进一步发生矿化。由于牙本质在一生中始终在形成,因此,在成牙本质细胞和矿化牙本质之间总是有一层尚未矿化的牙本质存在,称为前期牙本质。前期牙本质一般厚 $10\sim12~\mu m$。发育完成的牙较正在发育的牙其牙本质形成慢,所以前者的前期牙本质较后者薄。

在生理情况下,按牙本质形成时期的不同,可将其分为原发性牙本质和继发性牙本质。

原发性牙本质是指牙发育过程中形成的牙本质,它构成了牙本质的主体。最先形成的紧靠釉质和牙骨质的一层原发性牙本质,其基质胶原纤维主要为未完全分化的成牙本质细胞分泌的科尔夫纤维,胶原纤维的排列与小管平行,镜下呈现不同的外观。在冠部者称罩牙本质,厚 $15\sim20~\mu m$;在根部者称透明层,厚 $5\sim10~\mu m$。在罩牙本质和透明层内侧的牙本质称为髓周牙本质。

继发性牙本质是指牙发育至根尖孔形成后,一生中仍继续不断形成的牙本质。继发性牙本质在本质上是一种牙本质的增龄性改变,其形成的速度较慢。由于髓周牙本质不断增厚,髓腔缩小,使成牙本质细胞和突起的轴心位置发生轻度偏斜,结果形成的继发性牙本质小管方向稍呈水平,使其与牙发育期所形成的原发性牙本质之间有一明显的分界线。继发性牙本质形成于牙本质的整个髓腔表面,但在各个部位其分布并不均匀。在磨牙和前磨牙中,髓腔顶和底部的继发性牙本质比侧壁的厚。

(三)牙本质的反应性变化

咀嚼、刷牙等机械性摩擦常可造成牙本质组织的缺损,称为磨损,主要见于恒牙牙尖及切缘、邻面接触点和唇侧牙颈部。因牙颈部的磨损呈楔形,故特称为楔状缺损。发生于牙硬组织的龋,也可造成牙本质结构的破坏。牙髓-牙本质复合体内存在牙本质的母体细胞,因此可形成一系列防御和/或反应性变化。这类变化首先导致修复性牙本质的形成,并可引起牙本质小管和牙本质基质的一系列改变。

1.修复性牙本质

修复性牙本质也称第三期牙本质或反应性牙本质。当釉质表面因磨损、酸蚀、龋等遭受破坏时,其深部牙本质暴露,成牙本质细胞受到程度不等的刺激,并部分发生变性。牙髓深层的未分化细胞可移向该处,取代变性细胞而分化为成牙本质细胞,并与尚有功能的成牙本质细胞共同分泌牙本质基质,继而矿化,形成修复性牙本质。修复性牙本质中牙本质小管的数目大大减少,同时小管明显弯曲,甚至仅含少数小管或不含小管。由于刺激沿着牙本质小管传导,修复性牙本质仅沉积在受刺激牙本质小管相对应的髓腔侧。修复性牙本质与原发性牙本质或继发性牙本质之间常由一条着色较深的线所分隔。

在修复性牙本质形成过程中,成牙本质细胞常包埋在形成很快的间质中,以后这些细胞变性,在该处遗留一空隙,很像骨组织,故又称之为骨样牙本质。

2.透明牙本质

透明牙本质又称为硬化性牙本质,牙本质在受到磨损和较缓慢发展的龋刺激后,除了形成修复性牙本质外,还可引起牙本质小管内成牙本质细胞突起发生变性,变性后有矿物盐沉着而矿化封闭小管,这样可阻止外界的刺激传入牙髓,同时,其管周的胶原纤维也可发生变性。其小管和周围间质的折光率没有明显差异,故在磨片上呈透明状而称之为透明牙本质。

3.死区

死区是牙因磨损、酸蚀或龋等较重的刺激,使小管内的成牙本质细胞突起逐渐变性、分解,小管内充满空气所致。光镜下观察,这部分牙本质呈黑色,称为死区。此区的敏感度减低,常见于狭窄的髓角,因该处成牙本质细胞拥挤。死区的周缘常有透明牙本质围绕,其近髓端则可见修复性牙本质。

(四)神经分布及感觉

牙本质对外界机械、温度和化学等刺激有明显的反应,特别是在釉质牙本质界和近髓处尤为敏感。由于组织学研究方法上的限制,目前对牙本质中的神经分布意见尚未统一。肯定的是,在前期牙本质和靠近牙髓的矿化牙本质中成牙本质细胞突起周围的间隙有神经纤维存在。关于牙本质痛觉的传递有下列学说。

1.神经传导学说

认为刺激直接作用于牙本质小管内的神经末梢并传导至中枢。

2.转导学说

认为成牙本质细胞是一个受体,感觉可以从釉质牙本质界通过成牙本质细胞突起至细胞体部,细胞体与神经末梢紧密相连,得以传导至中枢。

3.流体动力学说

认为牙本质小管内有液体,这种液体对外来的刺激有机械性反应。当牙本质内的液体受到冷刺激时,由内向外流,而受到热刺激时则由外向内流,这种液体的流动引起了成牙本质细胞及其突起的舒张或压缩,从而影响其周围的神经末梢。

三、牙骨质

牙骨质是覆盖于牙根表面的一层硬结缔组织,色淡黄。牙骨质在近牙颈部较薄,为 $20\sim50~\mu m$,在根尖和磨牙根分叉处较厚,为 $150\sim200~\mu m$。牙骨质是维系牙和牙周组织联系的重要结构。

(一)理化特性

牙骨质与骨组织的组成相类似,但其硬度较骨和牙本质低,所含无机盐占其重量的 $45\%\sim50\%$,有机物和水占 $50\%\sim55\%$。无机盐与釉质、牙本质中的一样,以钙、磷离子为主,并主要以磷灰石的形式存在。此外,牙骨质中含有多种微量元素,氟的含量较其他矿化组织多,并以表面为著,且随着年龄增长而增高。有机物主要为胶原和蛋白多糖。

(二)组织学特点

牙骨质的组织学结构与骨密质相似,由细胞和矿化的细胞间质组成。细胞位于陷窝内,并有增生沉积线。但不同于骨的是牙骨质中无哈弗管,也无血管和神经。

根据牙骨质间质中有无细胞,一般将牙骨质组织分为无细胞牙骨质和细胞牙骨质。无细胞牙骨质紧贴于牙本质表面,主要由牙骨质层板构成而无细胞,分布于自牙颈部至近根尖 1/3 处,牙颈部往往全部由无细胞牙骨质所占据。细胞牙骨质常位于无细胞牙骨质的表面,但在根尖部 1/3 可以全部为细胞牙骨质。

细胞牙骨质和无细胞牙骨质也可以交替排列。

1.细胞

参与牙骨质组成的细胞称为牙骨质细胞,位于牙骨质基质内。细胞体积较小,表面有许多细小的细胞质突起向牙周膜方向伸展,借以从牙周膜吸取营养,邻近的牙骨质细胞突起可相互吻合。细胞在间质中占据的空间称为陷窝,突起占据的空隙称小管。在磨片中由于细胞破坏、消失,故镜下所见为陷窝与小管。更深部的细胞则因营养吸收困难而明显变性或消失,陷窝也可变泡。

2.细胞间质

(1)纤维:主要由成牙骨质细胞和牙周膜成纤维细胞产生的胶原纤维所构成。前者纤维排列与牙根表面平行,后者又称为穿通纤维或沙比纤维,与牙根表面垂直并穿插于其中。细胞牙骨质内的纤维多半由成牙骨质细胞分泌,而无细胞牙骨质的纤维则主要由成纤维细胞产生。

(2)基质:主要由蛋白多糖和矿物质组成,后者以磷灰石晶体的形式沉积在胶原纤维上,形成钙化的基质。由于牙骨质的形成是持续而有节律性的,故呈现层板状结构,层板之间为生长线间隔。牙骨质表面有一层刚形成尚未钙化的牙骨质,即类牙骨质。

3.釉质牙骨质界

釉质和牙骨质在牙颈部相接,其相接处有3种不同情况:有60%是牙骨质少许覆盖在釉质表面;30%是釉质和牙骨质端-端相接;还有10%是两者不相接,该处牙本质暴露,为牙龈所覆盖。

4.牙本质牙骨质界

牙本质和牙骨质是紧密结合的,光镜下呈现一较平坦的界限,但电镜下可见该处牙本质和牙骨质的胶原纤维互相缠绕。

(三)生物学特性及功能

生理情况下,牙骨质不像骨组织可以不断地改建和重塑,且牙骨质较固有牙槽骨具有更强的抗吸收能力,这些是临床正畸治疗时牙移动的基础。当牙周膜纤维因适应牙功能的需要而发生改变和更替时,牙骨质则通过不断的增生沉积而形成继发性牙骨质,从而使新的牙周膜纤维重新附着于牙根。当牙的切缘与咬合面受到磨损时,也可通过根尖部继发性牙骨质的形成而得到一定补偿。当牙根表面有小范围的病理性吸收或牙骨质折裂时,均可由于继发性牙骨质沉积而得到修复。在牙髓和根尖周病治疗后,牙骨质能新生并覆盖根尖孔,重建牙体与牙周的连接关系。在新形成的牙骨质与原有吸收区的牙骨质之间有一深染的分界线。在生理及病理情况下,如乳恒牙交替或根尖有炎症和创伤时,可导致牙骨质吸收,这种吸收甚至还可波及牙本质。

四、牙髓

(一)组织学特点

牙髓是来源于外胚层间叶组织的一种疏松结缔组织,它包含有细胞(成牙本质细胞、成纤维细胞、未分化的间叶细胞等)、纤维、神经、血管、淋巴管和其他细胞外基质。组织学上,牙髓可分为4层:①靠近牙本质的成牙本质细胞层;②紧接着成牙本质细胞层、细胞相对较少的无细胞层,或称Weil层,此层在牙冠部较明显;③无细胞层内侧细胞密集,称多细胞层;④牙髓中央区细胞分布比较均匀,称为髓核,含丰富的血管和神经。

1.细胞

(1)成牙本质细胞是位于牙髓周围紧接前期牙本质排列的一层细胞,呈柱状。核卵圆形,位于细胞基底部。细胞顶端有一细长的突起伸入牙本质小管内。牙髓中成牙本质细胞的形状并不完全一致,在冠部为较高的柱状细胞,反映了细胞的高活性状态;在牙根中部逐渐变为立方形细胞;接近根尖部的成牙本质细胞为扁平状,呈现相对休止状态。

电镜观察:在靠近细胞核的基底部有粗面内质网和高尔基复合体,而顶部细胞质内粗面内质网丰富。在牙本质形成活跃期,细胞内高尔基复合体显著,粗面内质网丰富,线粒体遍布于细胞质内。成牙本质细胞体之间有缝隙连接、紧密连接和中间连接等结构。

(2)成纤维细胞是牙髓中的主要细胞,故又称为牙髓细胞。呈星形,有胞质突起互相连接,核染色深,细胞质淡染、均匀。电镜观察见有丰富的粗面内质网和线粒体以及发达的高尔基复合体等,说明它有活跃的合成胶原的功能。随着年龄的增长,牙髓成纤维细胞数量减少,形态呈扁平梭形,细胞器减少,表现为合成和分泌功能下降。幼稚的成纤维细胞受到某些刺激后可分化为成牙本质细胞。

(3)组织细胞和未分化间充质细胞:这些细胞通常位于小血管及毛细血管周围。组织细胞或吞噬细胞的形态不规则,有短而钝的突起,细胞核小而圆,染色深。在活体染色中,可见其细胞质内有染料颗粒。

未分化的间充质细胞比成纤维细胞小,但形态相似,有不明显的细胞质突。在受到刺激时,它可分化成结缔组织中任何一种类型的细胞。在炎症时它可形成巨噬细胞。当成牙本质细胞消失时,它可以移向牙本质壁,分化为成牙本质细胞,形成修复性牙本质。

2.纤维

主要是胶原纤维和嗜银纤维,而弹性纤维仅存在于较大的血管壁。牙髓中的胶原纤维主要由Ⅰ型和Ⅲ型纤维以55%:45%的比例所组成,交织成网状。随着年龄的增加,胶原纤维的量逐渐增加,但其构成比则基本保持不变。嗜银纤维即网状纤维,为纤细的纤维,主要构成也是Ⅲ型胶原蛋白,分布于牙髓细胞之间。在通常的HE染色中不能显示,只有在应用银染色时才能显示黑色。

3.基质

基质是致密的胶样物,呈颗粒状和细丝状,主要成分是蛋白多糖复合物和糖蛋白。前者的多糖部分主要为氨基多糖,在发育早期还含有丰富的硫酸软骨素A、软骨素B和透明质酸。而后者则主要为纤维粘连蛋白和细胞外粘连蛋白等。

4.血管

血管来自牙槽动脉的分支,经根尖孔进入牙髓后称为牙髓动脉,沿牙髓中轴前进,途中分出小支,最后在成牙本质细胞层下方形成一稠密的毛细血管丛。然后,毛细血管后静脉汇成牙髓静脉,与牙髓动脉伴行,出根尖孔转为牙槽静脉。牙髓和牙周膜的血管除通过根尖孔交通外,尚可通过一些副根管相通。

5.神经

神经来自牙槽神经的分支,伴同名血管自根尖孔进入牙髓,并逐渐分成很多更细的分支。髓室内神经纤维分散呈放射状,近多细胞层处形成神经网,称为神经壁层或Raschkow丛。自此层神经轴突通过多细胞层、无细胞层和成牙本质细胞层,止于牙髓牙本质交界处的成牙本质细胞突起之间或牙本质小管内。神经末梢呈圆形或椭圆形膨大,与成牙本质细胞紧密相接,具有感受器的功能。牙髓内的神经大多数是有髓神经,传导痛觉;少数为无髓神经,系交感神经,可调节血管的收缩和舒张。

(二)临床意义

在牙发育完成,即根尖孔形成以后,随着年龄的增长和生理或病理性刺激,继发性牙本质和/或修复性牙本质等不断形成,可使髓腔逐渐缩小。同时,牙髓组织中的细胞成分逐渐减少,纤维成分增多,牙髓活力降低,出现退行性改变。

牙髓借成牙本质细胞突起与外界有着密切的联系。任何物理和化学的刺激加到牙本质表面时,与该部位相应的牙髓组织必然发生反应。慢性、较弱的刺激可引起修复性牙本质形成,并可部分造成牙髓组织的各类退行性变;刺激强烈可导致炎症反应。当牙髓发生炎症时,由于牙髓内的血管壁薄,易于扩张、充血及渗出,使髓腔内压力增大,而四周又为坚硬的牙本质壁所包围,无法相应扩张以减轻压力,牙髓神经末梢受压而产生剧烈疼痛。

牙髓内的神经在受到外界刺激后,常反应为痛觉,而不能区分冷、热、压力及化学变化等不同感受。原因是牙髓缺乏对这些刺激的感受器。此外,牙髓神经还缺乏定位能力,故牙髓炎患者往往不能准确指出牙痛的部位。

牙髓是结缔组织,有修复再生的能力。但由于牙髓的解剖条件所限,其修复再生能力是有限的。当牙髓受到非感染性的较轻损伤时,修复一般是良好的。对于新鲜暴露的牙髓,经适当临床治疗后,可形成牙本质桥。当牙髓由于感染而发生炎症时,完全的修复性再生是困难的。

第二节 牙周组织

一、牙龈

牙龈是口腔黏膜的一部分,由上皮层和固有层构成,无黏膜下层。

(一)各部位上皮的组织学特点

1.牙龈上皮

牙龈上皮是暴露于口腔的部分,为复层扁平上皮,表面多为不全角化。上皮钉突多而细长,较深地插入固有层中,使上皮与深层组织牢固连接。上皮基底细胞生长活跃,偶见黑色素细胞,或含有黑色素颗粒,所以牙龈有时出现黑色斑块。

2.龈沟上皮

牙龈上皮在游离龈的边缘,转向内侧覆盖龈沟壁,形成龈沟上皮。为复层扁平上皮,无角化,有上皮钉突,与结合上皮有明显分界。龈沟上皮易受外力而破裂。上皮下结缔组织中常见不同程度的白细胞浸润。

3.结合上皮

结合上皮是牙龈上皮附着在牙表面的一条带状上皮,从龈沟底开始,向根尖方向附着在釉质或牙骨质的表面。结合上皮是无角化的鳞状上皮,在龈沟底部含15～30层细胞,向根尖方向逐渐变薄,含3～4层细胞。无上皮钉突。但如受到刺激,可见上皮钉突增生,伸入结缔组织中。

电镜观察:结合上皮细胞质中张力细丝较少,细胞间的桥粒比牙龈其他区域的上皮细胞少,细胞外间隙增大。能使牙龈结缔组织中的炎细胞、单核细胞、大分子物质和整个细胞移动到龈沟中。在龈沟底部的细胞中溶酶体较多,显示磷酸酶的活力较强。

结合上皮细胞在牙表面产生一种基板样物质(包括透明板和密板),并通过半桥粒附着在这些物质上,使结合上皮紧密附着在牙面上。

结合上皮紧密附着于牙表面,任何手术,如牙周洁治或制作修复体等,都不应损伤结合上皮,以免上皮与牙的附着关系被破坏。

(二)牙龈固有层的组织学特点

牙龈固有层由致密结缔组织构成。高而长的结缔组织乳头使局部上皮隆起,隆起部分之间的凹陷处,相当于细长的上皮钉突,上皮钉突的表面形成浅凹,即为点彩。

固有层含有丰富的胶原纤维,并直接附着于牙槽骨和牙颈部,使牙龈与深部组织稳固贴附。只有少量的弹性纤维分布在血管壁。其中胶原纤维束呈各种方向排列。

1.龈牙组

自牙颈部牙骨质向牙冠方向散开,止于游离龈和附着龈的固有层,广泛分布于牙龈固有层中,是牙龈纤维中最多的一组。主要是牵引牙龈使其与牙紧密结合。

2.牙槽龈组

自牙槽嵴向牙冠方向展开,穿过固有层止于游离龈和附着龈的固有层中。

3.环行组

位于牙颈周围的游离龈中,呈环行排列。纤维比其他组的细,常与邻近的其他纤维束缠绕在一起,有助于游离龈附着在牙上。

4.牙骨膜组

自牙颈部的牙骨质越过牙槽突外侧皮质骨骨膜,进入牙槽突、前庭肌和口底。

5.越隔组

横跨牙槽中隔,连接相邻两牙的纤维,只存在于牙邻面,起于结合上皮根方的牙骨质,呈水平方向越过牙槽嵴,止于邻牙相同部位。保持牙弓上相邻两牙的接触,阻止其分离。

牙龈没有黏膜下层,固有层含有多种细胞成分,主要是成纤维细胞,还有少量淋巴细胞、浆细胞和巨噬细胞等。

二、牙周膜

牙周膜由致密的结缔组织构成,环绕牙根,位于牙根和牙槽骨之间。牙周膜厚度为 0.15～0.38 mm,在根中 1/3 处最薄。牙周膜由细胞、基质和纤维组成,大量的胶原纤维将牙固定在牙槽窝内,并能抵抗和调节牙所承受的咀嚼压力,具有悬韧带的作用,又称牙周韧带。

(一)牙周膜中纤维的分布与功能

1.主纤维

牙周膜的纤维主要由胶原纤维和耐酸水解性纤维组成,其中胶原纤维数量最多,构成牙周膜的主要成分,主要是Ⅰ型胶原,少部分为Ⅲ型胶原。牙周膜中的胶原汇集成较大的纤维束,并有一定的排列方向,称为主纤维。主纤维束之间为疏松的纤维组织,称为间隙纤维,牙周膜血管和神经穿行其间。

主纤维分布在整个牙周间隙内,其一端埋入牙骨质,另一端埋入牙槽骨。埋在牙骨质和牙槽骨中的纤维称为穿通纤维或沙比纤维。

由于主纤维所在的部位和功能不同,其排列方向也不同。自牙颈向根尖可分为下列几组。

(1)牙槽嵴组:纤维起于牙槽嵴顶,呈放射状向牙冠方向走行,止于釉质牙骨质界下方的牙骨质。主要分布在牙的唇(颊)、舌(腭)侧,在邻面无此纤维。其功能是将牙向牙槽窝内牵引,对抗侧方力,保持牙直立。

(2)水平组:在牙槽嵴纤维的根方,呈水平方向分布,与牙弓的𬌗平面大致平行。一端埋入牙骨质,另一端埋入牙槽骨中,是维持牙直立的主要力量,并与牙槽嵴纤维共同对抗侧方力,防止牙侧方移动。

(3)斜行组是牙周膜中数量最多、力量最强的一组纤维。纤维方向向根方倾斜 45°,埋入牙槽骨的一端近牙颈部,附着牙骨质一端近根尖部,将牙悬吊在牙槽窝内。这种结构可将牙承受的咀嚼压力转变为牵引力,均匀地分散到牙槽骨上。在水平切面上,斜纤维的排列呈交织状,而不是直的放射状,这可限制牙的转动。

(4)根尖组:起于根尖区牙骨质,呈放射状止于根尖周围的牙槽骨,具有固定牙根尖的作用,保护进出根尖孔的血管和神经。

(5)根间组:只存在于多根牙,起自根分叉处的牙根间骨隔顶,止于根分叉区牙骨质,有防止牙根向冠方移动的作用。

当牙承受垂直压力时,除根尖区外,几乎全部纤维呈紧张状态,可担负较大洽力,而侧向压力仅使部分纤维呈紧张状态,这时易造成牙周纤维的损伤。

2.弹性纤维

在牙周膜中无成熟的弹性蛋白,但有两种不成熟的弹力纤维,即 Oxytalan 和 Eluanin 纤维。Oxytalan 纤维是一种耐酸纤维,仅能用组织化学染色方法显示出来。纤维止于根尖区的动、静脉和淋巴管壁,与神经也有关系。推测该纤维在咀嚼压力下可保持血流通畅。另外,在担负较大洽力的牙中,纤维粗大、数量多,可能还具有支持功能。

(二)牙周膜中细胞的种类、分布及功能

1.成纤维细胞

成纤维细胞是牙周膜中最多、功能最重要的细胞。光镜下观察,细胞核大,细胞质嗜碱性,细胞排列方向与纤维束的长轴平行。胶原纤维能被成纤维细胞吞噬进入小泡中,然后细胞质的溶酶体与小泡融合,产生胶原酶降解被吞噬的纤维。成纤维细胞也有发育很好的细胞骨架,主要是肌动蛋白,能使细胞移动和形状发生变化,以适应功能的需要。牙周膜中胶原纤维不断地改建是由成纤维细胞合成胶原和降解胶原来实现的。任何对成纤维细胞功能的破坏,都将导致牙支持组织的丧失。

2.成牙骨质细胞

分布在邻近牙骨质的牙周膜中,细胞扁平,细胞核圆或卵圆形。细胞平铺在根面上,在牙骨质形成时近似立方状。

3.上皮剩余

在牙周膜中,邻近牙根表面的纤维间隙中可见到小的上皮条索或上皮团,与牙根表面平行排列,也称 Malassez 上皮剩余。这是牙根发育期上皮根鞘残留下来的上皮细胞。光镜下观察,细胞较小,立方或卵圆形,细胞质少,嗜碱染色。平时上皮剩余呈静止状态,受到炎症刺激时可增殖,成为颌骨囊肿和牙源性肿瘤的来源。

4.成骨细胞和破骨细胞

在骨形成时,邻近牙槽骨表面有许多成骨细胞。形态立方状,细胞核大,核仁明显,细胞质嗜碱性,静止期的成骨细胞为梭形。牙槽骨发生吸收时,在骨吸收处出现蚕食状凹陷,称为 Howship 陷窝。破骨细胞是多核巨细胞,直径可达 $50~\mu m$ 以上,细胞核数目不等,细胞质嗜酸性,位于吸收陷窝内。骨吸收停止时,破骨细胞即消失。当牙骨质吸收时,在吸收处也可见破骨细胞,亦称为破牙骨质细胞。

5.未分化间充质细胞

位于血管周围 5 μm 内的区域,是牙周膜中新生细胞的来源,这些细胞可进一步分化为成纤维细胞、成骨细胞和成牙骨质细胞。在牙周膜中,新生的细胞必须与死亡的或移动到牙周膜外的细胞保持平衡。

(三)血管、神经的分布

牙周膜含有丰富的血管,主要有三方面来源:①来自牙龈的血管;②来自上、下牙槽动脉分支进入牙槽骨,再通过筛状板进入牙周膜;③来自上、下牙槽动脉进入根尖孔前的分支。在牙颈区,牙周膜血管分支与邻近的牙龈血管分支吻合形成血管网。多方面来源的血管在牙周膜中互相吻合,形成树枝状的血管丛。因此在根尖切除或牙龈切除时不会影响牙周膜的血液供给。

牙周膜有丰富的神经,来自根尖区神经纤维,沿牙周膜向牙龈方向走行;来自牙槽骨内神经,穿过牙槽窝骨壁进入牙周膜后分为两支,分别向根尖和牙龈方向走行,并与来自根尖的神经纤维混合。在人的牙周膜中有 4 种神经末梢。①游离末梢:呈树枝样分支,沿牙根有规律地间隔分布,可延伸到成牙骨质细胞层中。每一末梢支配各自的区域,属于伤害感受器和机械感受器。②Ruffini末梢:为分布在根尖周围的神经末梢,类似 Ruffini 小体,呈树突状,末端伸入牙周膜纤维束中,属于机械感受器。③环状末梢:分布在牙周膜中央区,功能不清。④梭形末梢:与根尖有联系并由纤维膜包被。丰富的感受器使牙周膜感觉敏感,加于牙冠的轻微压力都可感觉到强度和方向,并能明确其牙位。

三、牙槽骨

牙槽骨是上、下颌骨包围和支持牙根的部分,又称牙槽突。容纳牙根的窝称为牙槽窝,牙槽窝在冠方的游离端称为牙槽嵴,两牙之间的牙槽突部分称牙槽中隔。牙槽骨的生长发育依赖于牙的功能性刺激,如果牙脱落,牙槽骨也就随之而萎缩。

(一)组织学特点

1.固有牙槽骨

固有牙槽骨衬于牙槽窝内壁,包绕牙根,与牙周膜相邻,在牙槽嵴处与外骨板相连。它是一层多孔的骨板,又称筛状板。牙周膜的血管和神经纤维穿过小孔进入骨髓腔。固有牙槽骨很薄,无骨小梁结构,在 X 线片上表现为围绕牙周膜外侧的一条白色阻射线,称为硬骨板。牙周膜发生炎症和外伤时,硬骨板首先消失。

组织学上,固有牙槽骨属于束骨,由含有粗大纤维的编织骨构成,其中包埋了大量的穿通纤维。邻近牙周膜侧,束骨呈板层排列,与牙槽窝壁平行,穿通纤维与骨板垂直。邻近骨髓侧,骨板由哈弗系统构成,其外周有几层骨板呈同心圆排列,内有神经和血管通过。

2.密质骨

密质骨是牙槽骨的外表部分,即颌骨内、外骨板延伸的部分。密质骨的厚度颇不一致,上颌牙槽骨的唇面,尤其前牙区密质骨很薄,有许多血管和神经穿过的滋养管,而舌侧增厚。在下颌骨则相反,密质骨比上颌厚而致密,小孔很少,所以施行局部麻醉时,在上颌前牙用局部浸润麻醉的效果比下颌好。通常下颌的密质骨,其舌(腭)侧骨板比颊侧骨板厚,但在磨牙区由于担负较大的咀嚼力,磨牙颊侧骨板也增厚。

密质骨表面为平行骨板,深部有致密的不同厚度的哈弗系统。

3.松质骨

松质骨由骨小梁和骨髓组成,位于密质骨和固有牙槽骨之间。由含细纤维的膜性骨组成,呈板层排列伴有哈弗系统,形成大的骨小梁。前牙区松质骨含量少,有时几乎仅有两层密质骨,甚至牙根唇面由于骨部分缺失而形成裂隙。后牙支持骨量多,骨小梁的粗细、数量和排列方向与所承担的咀嚼力密切相关。承受较大咀嚼力的区域,支持骨量增多,骨小梁粗大致密,骨髓间隙小;而无功能的牙或咀嚼力小的牙,则骨小梁细小,骨髓间隙大。骨小梁的排列方向一般与咬合力相适应,以最有效的排列方向抵抗外来的压力。如两牙间的骨小梁呈水平排列,而根尖周围的骨小梁为放射状排列,故能从各个方向支持牙。而无功能牙的周围,骨小梁排列无规律。松质骨中的骨髓在幼年时有造血功能,称为红骨髓;成年时含脂肪多,为黄骨髓。

(二)生物学特性

牙槽骨是高度可塑性组织。它不但随着牙的生长发育、脱落替换和咀嚼压力而变动,而且也随着牙的移动而不断地改建。牙槽骨具有受压吸收、受牵引增生的特性。一般情况下牙槽骨的吸收与新生保持动态平衡。临床上利用此特性可使错殆畸形的牙得到矫正治疗。

在骨质新生时,成骨细胞排列在新骨周围。新骨的表面有一层刚形成尚未钙化的骨基质,称为类骨质。在骨吸收区,骨表面有蚕食状凹陷,凹陷处可见破骨细胞。

1.牙生理移动时牙槽骨的改建

牙为补偿𬌗面磨损而不断向𬌗面方向移动,并为补偿牙冠邻面磨损向近中方向移动,以此来维持上、下牙列及相邻牙的正常邻接关系和颌间距离。当牙在生理性移动时,牙槽骨不断进行吸收和增生,以此达到改建。

有的牙在失去对𬌗牙时,常发生显著的咬合移动。牙槽突也发生失用性萎缩,甚至成为牙周病的因素。为了防止邻牙倾斜和对颌牙伸长,缺失的牙应该及时修补。

2.牙槽骨的增龄变化

随着年龄的增长,牙槽嵴的高度减少,与身体其他骨一样可出现生理性的骨质疏松,骨密度逐渐减低,骨的吸收活动大于骨的形成。骨髓被脂肪代替,由红骨髓变为黄骨髓。光镜下见牙槽窝骨壁由光滑、含有丰富的细胞变为锯齿状,细胞数量减少,成骨能力明显降低,埋入的穿通纤维不均匀。

第三节 口 腔 黏 膜

一、口腔黏膜的基本结构

口腔黏膜的组织结构与皮肤相似,由上皮和固有层构成,其中,上皮相当于皮肤的表皮,固有层相当于皮肤的真皮;不同的是口腔黏膜无皮肤附属器。上皮借基膜与固有层相连,部分黏膜深部还有黏膜下层。

口腔黏膜上皮由角质形成细胞和非角质形成细胞组成,以角质形成细胞为主,为复层鳞状上皮。根据所在部位及功能的不同,可分为角化或非角化鳞状上皮。

(一)角质形成细胞

有角化的鳞状上皮由 4 层细胞构成。

1.角化层

位于最表层,由数层排列紧密的细胞构成。细胞扁平,体积大。细胞器及细胞核消失,细胞质内充满角蛋白,HE 染色为均质嗜酸性物。细胞间桥消失。这种角化称正角化,如在硬腭;如果上述细胞中含有浓缩的未消失的细胞核,则称不全角化,如在牙龈。

2.粒层

位于角化层深面,由 2～3 层细胞组成。细胞质内含嗜碱性透明角质颗粒,染色深。细胞核浓缩。

3.棘层

位于粒层深部,由体积较大的多边形细胞组成,是上皮中层次最多的细胞,细胞核圆形或卵圆形,位于细胞中央,含 1～2 个核仁,细胞质常伸出许多小的棘刺状突起与相邻细胞相接,此突起称为细胞间桥。细胞间桥之间为迂回的细胞间腔隙,此腔隙在牙龈和硬腭上皮更大些,所以细胞间桥更明显。电镜下见细胞间桥的突起相接处为桥粒。此层细胞内蛋白质合成最活跃。

4.基底层

位于上皮的最深面,是一层立方形或矮柱状细胞,借基膜与固有层结缔组织相连。电镜下基底细胞与结缔组织相连接处形成半桥粒,附着在基板上。光镜下见细胞核呈圆形,染色深。基底细胞和邻近的棘层细胞有增殖能力,因此称为生发层。

非角化上皮由基底层、中间层和表层构成。基底细胞形态同角化上皮;中间层细胞相当于角化上皮的棘层,但细胞体积大,细胞间桥不明显,细胞质中张力细丝不成束;表层细胞扁平,有细胞核,细胞质含糖原,染色浅,张力细丝分散,细胞器少。

生发层细胞分裂增殖并不断向上皮表面移动,在移动过程中不断分化并发生形态变化,最后达到上皮表面并脱落于口腔中。在口腔黏膜上皮,细胞从基底层移动至角化层的时间为 10～14 天。正常情况下脱落的细胞数量与新生的细胞数量保持平衡,如果此平衡被打破,将产生上皮增生或萎缩性病变。在细胞从基底层向表面移动的过程中,细胞内不断合成蛋白质,其中很重要的一种是中间丝角蛋白,也称细胞角蛋白,是主要的细胞骨架蛋白,对维持细胞的形态起重要作用。

(二)非角质形成细胞

口腔黏膜上皮内还分布一些不参与上皮细胞增生和分化的非角质形成细胞,包括黑色素细胞、朗格汉斯细胞和梅克尔细胞。常规染色,它们的细胞质不着色,因此称为透明细胞。

1.黑色素细胞

位于口腔黏膜上皮的基底层。来自神经嵴细胞。光镜下细胞质透明,细胞核圆形或卵圆形。特殊染色见细胞质有树枝状突起伸入基底细胞或棘细胞之间。细胞质内含黑色素颗粒,并且经细胞突起排出,再进入邻近的角质形成细胞内。对银染色、多巴染色、S100 蛋白染色呈阳性反应。临床上,牙龈、硬腭、颊和舌常见黑色素沉着,也是黑色素性病变的好发部位。

2.朗格汉斯细胞

朗格汉斯细胞也是一种有树枝状突起的细胞。主要位于棘层、基底层,来自造血组织。常规染色细胞质透明,核深染,对多巴染色呈阴性反应。电镜下细胞质内有特殊的棒状或球拍样颗粒,称朗格汉斯颗粒或 Birbeck 颗粒,有单位膜包绕。此细胞与黏膜的免疫功能有关。

3.梅克尔细胞

梅克尔细胞位于基底层,常成群分布,可能来自神经嵴或上皮细胞。HE 染色着色较角质形成细胞浅。电镜下一般无树枝状突起,细胞质内可见发达的高尔基复合体和小而圆的电子致密性膜被小泡,内含神经递质。这种细胞是一种压力或触觉感受细胞。

(三)上皮与结缔组织交界

口腔黏膜上皮与其深面的固有层结缔组织紧密结合。它们之间的交界面并不是一条直线,而是固有层结缔组织形成许多乳头状突起,上皮深面形成许多上皮嵴,两者紧密镶嵌在一起。

光镜下上皮和固有层之间有一膜状结构,称基底膜,厚 $1\sim4\ \mu m$,PAS 染色阳性。电镜下见基底膜由三部分组成。

1.透明板

厚 45 nm,紧邻上皮基底细胞,为电子密度小的板状结构。与基底细胞半桥粒相对应的区域电子密度较高。

2.密板

厚 50 nm,位于透明板深面,为颗粒状或细丝状物质。电子密度较高。

3.网板

较透明板和密板厚。紧邻固有层,电子密度较密板低。由相对纤细的半环形纤维构成,半环形纤维的两端埋入密板中,此纤维称为锚纤维。固有层的胶原纤维穿过锚纤维形成的环状空隙与密板紧密连接。

透明板和密板来自上皮细胞,统称基板,其主要成分是Ⅳ型胶原蛋白和层粘连蛋白;网板来自固有层,主要成分是Ⅶ型胶原蛋白。在类天疱疮,上皮和结缔组织在透明板处分离而形成上皮下疱。在癌前病变时,基底膜中的Ⅳ型胶原蛋白等成分也会发生改变,有利于癌变细胞向结缔组织浸润。

固有层由致密的结缔组织构成。其中伸入上皮部分的乳头称为乳头层，其余部分称为网状层。乳头层胶原纤维较细，排列疏松，乳头的长短依所在部位有所不同，在咀嚼黏膜较长，在被覆黏膜网状层较发达。血管和神经纤维通过网状层进入乳头层，形成毛细血管网和神经末梢，部分神经末梢可进入上皮内。固有层深面可有与之过渡的黏膜下层，或直接附着在骨膜上。固有层的基本细胞成分是成纤维细胞，有合成和更新纤维及基质的功能。除此之外还有组织细胞、未分化的间充质细胞、肥大细胞等。固有层的纤维主要是Ⅰ型胶原纤维，此外还有弹性纤维。基质为无定型物，主要成分是透明质酸、蛋白多糖和血清蛋白等。固有层对上皮细胞的分化具有调控作用。

二、口腔黏膜的分类及结构特点

口腔黏膜根据所在的部位和功能分为咀嚼黏膜、被覆黏膜和特殊黏膜。

（一）咀嚼黏膜

咀嚼黏膜包括牙龈和硬腭黏膜，在咀嚼时承受压力和摩擦。咀嚼黏膜的上皮有角化，正角化时有明显的粒层，不全角化时粒层不明显。棘层细胞间桥明显。固有层厚，乳头多而长，与上皮嵴呈指状镶嵌。胶原纤维束粗大并排列紧密。固有层深部或直接附着在骨膜上形成黏骨膜，或借黏膜下层与骨膜相连。咀嚼黏膜与深部组织附着牢固，不能移动。

腭由两部分组成，前 2/3 为硬腭，后 1/3 为软腭。硬腭黏膜呈浅粉红色。表面角化层较厚，以正角化为主。固有层具有上述咀嚼黏膜的特征。根据有无黏膜下层可将其分为牙龈区、中间区、脂肪区和腺区。牙龈区和中间区无黏膜下层，固有层与骨膜紧密相连，脂肪区和腺区有黏膜下层，其中有很多胶原纤维将脂肪和腺体分成若干大小不一、形状各异的小隔。腺区内的腺体与软腭的腺体连为一体，为纯黏液腺。

硬腭前方正中有切牙乳头。乳头的上皮下为致密的结缔组织，其中有退化的鼻腭管的口腔部分。这是一条盲管，长度不定，内衬假复层柱状上皮。上皮内还有许多杯状细胞，并有黏液腺开口于此管腔内。硬腭前方侧部有黏膜皱襞，称腭皱襞，其隆起部分由致密的结缔组织固有层构成。在中间区即腭中缝的固有层内有时可见上皮珠，在切牙乳头处更常见，细胞呈同心圆状排列，中央常发生角化，是腭突胚胎融合时留下的上皮残余。

硬腭黏膜与软腭黏膜相延续，两者有明显的分界。软腭黏膜无角化，固有层乳头少而短，黏膜下层疏松，含腭腺。

(二)被覆黏膜

口腔黏膜中除咀嚼黏膜和舌背黏膜以外者均称被覆黏膜。表面平滑,粉红色,无角化。固有层含胶原纤维、弹性纤维和网状纤维。胶原纤维束不如咀嚼黏膜者粗大,上皮与结缔组织交界比较平坦,结缔组织乳头较短粗。有较疏松的黏膜下层,被覆黏膜富有弹性,有一定的活动度。

1.唇

分为外侧的皮肤、内侧的黏膜及两者之间的移行部唇红。

唇黏膜上皮为无角化复层扁平上皮,中间层较厚,固有层为致密的结缔组织。其乳头短而不规则。黏膜下层较厚,与固有层无明显界限,含小唾液腺、脂肪,深部附着于口轮匝肌。唇红的上皮有角化,细胞中含较多的角蛋白;固有层乳头狭长,几乎达上皮表面,乳头中含许多毛细血管祥,血色可透过表面上皮使唇部呈朱红色。当贫血或缺氧时,唇红表现为苍白或发绀。唇红部黏膜下层无小唾液腺及皮脂腺,故易干裂。

2.颊黏膜

组织结构与唇黏膜相似。上皮无角化,固有层结缔组织较致密,黏膜下层较厚,脂肪较多,有较多的小唾液腺称为颊腺。颊黏膜借黏膜下层附着于颊肌上,有一定张力,在咀嚼活动中不出现皱褶。在口角后方的颊黏膜咬合线区,有时可出现成簇的粟粒状淡黄色小颗粒,为异位皮脂腺,称福代斯斑。

3.口底和舌腹黏膜

口底黏膜较薄,松弛地附着于深层组织上。固有层乳头短,黏膜下层含脂肪组织。在舌下皱襞处有舌下腺。口底黏膜与下颌舌侧牙龈相连,两者有明显的界线,向后与舌腹黏膜相延续。

舌腹黏膜光滑而薄,上皮无角化,结缔组织乳头多而短。黏膜下层不明显,黏膜紧接舌肌束周围的结缔组织。

4.软腭黏膜

与硬腭黏膜相延续,色较硬腭深。固有层血管较多,固有层与黏膜下层之间有弹力纤维分隔。黏膜下层含黏液腺。

(三)特殊黏膜

特殊黏膜即舌背黏膜。尽管它在功能上属于咀嚼黏膜,但又具有一定的延伸度,属于被覆黏膜的特点。此外,舌背黏膜表面具有许多不同类型的乳头。黏膜上皮内还有味觉感受器,即味蕾。

舌背黏膜呈粉红色。上皮为复层扁平上皮,无黏膜下层,有许多舌肌纤维分布于固有层,故舌背黏膜牢固地附着于舌肌而不易滑动。舌体部的舌背黏膜表面有许多小突起,称舌乳头。根据其形态、大小和分布位置可分为丝状乳头、菌状乳头、轮廓乳头和叶状乳头。每一个乳头内部都有一个由固有层形成的轴心,称为初级乳头。初级乳头的固有层继续向上皮伸入,形成许多大小不等、数目不定的更小的突起,称为次级乳头。固有层内有丰富的血管、胶原纤维和弹性纤维。

1.丝状乳头

遍布于舌背,舌尖部最多。高 1～3 mm,尖端多向后方倾斜,末端具有毛刷样突起。乳头表面有透明角化上皮细胞。上皮的浅层细胞经常有角化和剥落现象。如角化上皮剥落延迟,同时与食物残渣、唾液、细菌等混杂,附着于乳头表面即形成舌苔。舌苔的色泽、分布、厚薄、干腻等变化可反映一些全身状况的改变。当丝状乳头萎缩时,舌面光秃。如舌苔剥脱,舌背呈地图样时称地图舌。丝状乳头在青年时期最发达,至老年渐变平滑。

2.菌状乳头

数目较少,分散于丝状乳头之间,位于舌尖和舌侧缘,呈圆形,头大颈细,高 0.7～1.5 mm,直径 0.4～1.0 mm,上皮较薄,表层无角化,固有层血管丰富,因而呈红色。

有的菌状乳头上皮内可见少数味蕾,有味觉感受作用。当多个菌状乳头增生、肿胀、充血时,舌表面似草莓状,称为草莓舌。当菌状乳头、丝状乳头均萎缩,致使舌乳头消失呈光滑的片状、平如镜面时,称为光滑舌或镜面舌。

3.轮廓乳头

体积最大,数目最少,8～12 个,沿界沟前方排成一列。该乳头呈矮柱状,高 1.0～1.5 mm,直径 1～3 mm,每个乳头的四周均有轮廓沟环绕,轮廓沟外的舌黏膜稍隆起,形成乳头的轮廓结构。表面上皮有角化,但轮廓沟壁上皮无角化,其上皮内有许多染色浅的卵圆形小体,称为味蕾。在轮廓沟底附近的舌肌纤维束间有较多纯浆液腺,即味腺或称埃伯纳腺。导管开口于轮廓沟底,其分泌物的冲洗作用可清除食物残屑,溶解食物,有助于味觉感受器发挥味觉感受作用。

4.叶状乳头

叶状乳头位于舌侧缘后部,在人类,此乳头退化,呈 5～8 条平行排列的皱襞。正常时不明显,炎症时往往肿大,且伴疼痛。

5.味蕾

味蕾是味觉感受器,为位于上皮内的卵圆形小体,长 80 μm,厚 40 μm。主要分布于轮廓乳头靠近轮廓沟的侧壁上皮、菌状乳头、软腭、会厌等,是上皮分化成的特殊器官。其基底部位于基底膜之上,表面由角质形成细胞覆盖,中央形成圆孔(即味孔)通于口腔。光镜下,可见构成味蕾的细胞有两种,即亮细胞和暗细胞。前者较粗大,后者较细长。细胞长轴与上皮表面垂直。近味孔处的细胞顶部有指状细胞质突起称味毛。其中舌体的菌状乳头主要感受甜味和咸味,叶状乳头处味蕾主要感受酸味;轮廓乳头、软腭及会厌处味蕾主要感受苦味。

舌根黏膜表面,被覆非角化鳞状上皮。黏膜表面可见圆形或卵圆形小突起,称舌滤泡。光镜下见每个滤泡含 1 个或 1 个以上的淋巴小结,含生发中心。多数舌滤泡的中心都有一个小凹陷,称为舌隐窝,隐窝内衬复层扁平上皮,含小唾液腺的开口。舌根部的舌滤泡统称舌扁桃体,与腭扁桃体和咽扁桃体一起构成口咽部的淋巴环。

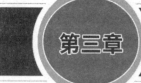

第三章　口腔颌面部的解剖生理学

第一节　牙体的解剖生理

一、概述

(一)牙的分类

人的一生中有两副牙,第一副为乳牙,第二副为恒牙。乳牙共20个,恒牙共32个。根据牙的形态和功能不同,乳牙分为乳切牙、乳尖牙和乳磨牙。恒牙可分为切牙、尖牙、前磨牙和磨牙。切牙和尖牙位于口腔前庭前部、口角之前,故称为前牙;前磨牙和磨牙位于口角之后,故称为后牙。

(二)牙的功能

牙最重要的功能是咀嚼,其次可协助发音及言语,并在保持面部正常形态等方面起着一定的作用。

(三)临床牙位记录

临床上为了便于描述牙的部位及名称,每个牙均以一定的符号加以表示,目前最常用的牙位记录方法有两种。

1.部位记录法

该法为目前我国常用的记录法,以两条相互垂直的直线将牙弓分为 A、B、C、D 四个象限,竖线代表中线,区分左右;横线表示𬌗面,横线以上为上颌牙,横线以下为下颌牙。乳牙用罗马数字Ⅰ～Ⅴ表示;恒牙用阿拉伯数字1～8表示。越近中线数字越小,如中切牙为1;越远离中线数字越大,如第三磨牙为8。

(1)乳牙临床牙位:采用罗马数字记录,如图 3-1 所示。

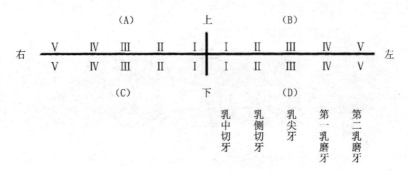

图 3-1 乳牙临床牙位记录

例如,Ⅳ 表示左上颌第一乳磨牙,Ⅳ 表示右上颌第一乳磨牙。

(2)恒牙临床牙位:采用阿拉伯数字记录,如图 3-2 所示。

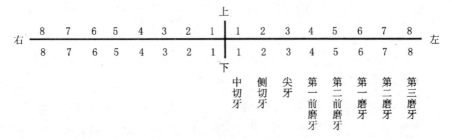

图 3-2 恒牙临床牙位记录

例如,6 表示左上颌第一磨牙,43 表示右下颌尖牙及第一前磨牙。

2.国际牙科联合会系统

国际牙科联合会系统记录牙位时,第一位数表示象限和乳牙或恒牙,即以 1 表示恒牙右上区,2 表示恒牙左上区,3 表示恒牙左下区,4 表示恒牙右下区;5 表示乳牙右上区,6 表示乳牙左上区,7 表示乳牙左下区,8 表示乳牙右下区;第二位数表示各牙与中线相关的位置,越近中线牙数字越小。此种记录方法适用于计算机统计。

(1)恒牙编号:如图 3-3 所示。每个牙的符号均为两位数,其个位数代表牙序,十位数代表部位,如♯15表示右上颌第二前磨牙。

18	17	16	15	14	13	12	11	21	22	23	24	25	26	27	28
48	47	46	45	44	43	42	41	31	32	33	34	35	36	37	38

图 3-3 恒牙编号

(2)乳牙编号:如图 3-4 所示。如♯71 代表左下颌乳中切牙。

55	54	53	52	51	61	62	63	64	65
85	84	83	82	81	71	72	73	74	75

图 3-4 乳牙编号

(四)牙的萌出

牙的发育过程分为发育、钙化和萌出 3 个阶段。牙胚是由来自外胚叶的成釉器和来自中胚叶的乳突状结缔组织构成,形成牙滤泡,包埋于上下颌骨内。随着颌骨的生长发育,牙胚钙化发育,逐渐穿破牙囊,突破牙龈而显露于口腔。牙胚破龈而出的现象称为出龈。从牙冠出龈至达到咬合接触的全过程称为萌出。牙萌出的时间是指出龈的时间。牙萌出具有下列生理特点:①牙萌出有明确的时间和顺序。②下颌牙萌出时间常较上颌同名牙为早。③牙萌出都是左右对称同时萌出,如一对下颌中切牙同时萌出等。④女性稍早于男性。

1.乳牙的萌出

胚胎两个月,乳牙胚即已发生,5～6 个月钙化。新生儿颌骨内已有 20 个乳牙胚。

乳牙于生后半岁左右开始萌出,约两岁半全部出齐。其萌出顺序约为乳中切牙→乳侧切牙→第一乳磨牙→乳尖牙→第二乳磨牙,通常下颌牙萌出早于上颌同名牙。乳牙正常萌出过程受多种因素的影响,诸如牙胚发育状况,牙根及牙槽骨的生长,口周肌肉的作用以及全身内分泌因素的影响等,可使上述萌出顺序有所差异。但由于从乳牙萌出至替牙开始尚有一段较长的时间,乳牙萌出顺序异常通常不会导致不良影响。

2.恒牙的萌出

胚胎 4 个月,第一恒磨牙胚即已发生,它是恒牙中最早发生的牙胚。胚胎5～6 个月,恒切牙及尖牙的牙胚即发生。胚胎 10 个月,前磨牙的牙胚发生。新生儿第一恒磨牙胚已钙化。3～4 个月切牙胚已钙化。16～18 个月第一前磨牙胚钙化。20～24 个月第二前磨牙胚钙化。在 5 岁以前,尖牙胚及第二磨牙胚均已钙化,第三磨牙胚发生。

儿童 6 岁左右,在第二乳磨牙的远中部位,萌出第一个恒牙即第一磨牙,不替换任何乳牙。6～7 岁至 12～13 岁,乳牙逐渐为恒牙所替换,此段时期称为替牙哈期。12～13 岁以后,称为恒牙哈期。

乳牙、恒牙更替的关系如下。

乳牙: Ⅰ Ⅱ Ⅲ Ⅳ Ⅴ

↑ ↑ ↑ ↑ ↑

恒牙: 1 2 3 4 5 6 7 8

恒牙萌出较乳牙顺序略有不同:首先萌出者为第一恒磨牙,前磨牙更换乳磨牙的位置,磨牙则在乳磨牙的远中部位萌出。恒牙萌出亦有其顺序,上颌多为6—1—2—4—3—5—7或6—1—2—4—5—3—7;下颌多为6—1—2—3—4—5—7或6—1—2—4—3—5—7。第三磨牙萌出期很晚,在20岁左右,故又名智齿,也可终生不出,因此成人恒牙28～32个均属正常。

(五)牙的组成部分

1.外部观察

从外部观察,每个牙均可分牙冠、牙颈和牙根。

(1)牙冠:有解剖牙冠和临床牙冠之分。解剖牙冠系牙釉质覆盖部分,牙冠与牙根以牙颈为界。临床牙冠为牙体露于口腔的部分,牙冠与牙根以龈缘为界。正常健康人的牙,特别是青年人的牙,临床牙冠常小于解剖牙冠;老年人或有牙周病的牙,因牙龈萎缩,临床牙冠常大于解剖牙冠。大部分文献所称牙冠系指解剖牙冠而言。牙冠的外形随其功能而异。

(2)牙根:亦分为解剖牙根和临床牙根。解剖牙根系牙骨质覆盖的部分,牙根与牙冠以牙颈为界;临床牙根为牙体在口腔内不能见到的部分,牙根与牙冠以龈缘为界,其大小变化见上述牙冠部分。大部分文献所称牙根系指解剖牙根而言。不同牙因功能不同,其牙根的数目常有不同。前牙用以切割和撕裂食物,功能简单,故为单根;前磨牙用以捣碎食物,功能较为复杂,故为1～2根;磨牙用以磨细食物,功能更为复杂,故多为2～3根。牙根尖部有根尖孔,内有牙髓神经、血管和淋巴管通过。

(3)牙颈:牙冠与牙根交界处为牙颈。因其呈线形,故又称颈线或颈缘。

2.剖面观察

通过牙体的纵剖面可见牙体由3种硬组织(牙釉质、牙骨质、牙本质)及一种软组织(牙髓)组成。

(1)牙釉质是构成牙冠表层的硬组织,也是牙体组织中高度钙化最坚硬的组织,呈白色半透明状。

(2)牙骨质是构成牙根表面的硬组织,色泽较黄。

(3)牙本质是构成牙体的主质,位于牙釉质与牙骨质的内层,不如牙釉质坚硬,在其内层有一容纳牙髓的腔,称为牙腔。

(4)牙髓是充满在牙腔中的蜂窝组织,内含血管、神经和淋巴管。

(六)牙体一般应用名词及表面解剖标志

1.应用术语

(1)中线:将颅面部平分为左右两等份的一条假想垂直线,该直线位于面部正中矢状面上,中线通过左右眼之间、鼻尖和左右中切牙的接触区。中线将牙弓分成左右对称的两部分。

(2)牙体长轴:为经过牙冠与牙根中心的一条假想直线。

(3)接触区:相邻两牙邻面的接触部位,称为接触区或邻接区。

(4)外形高点:为牙体各轴面上最突出的部分。

(5)线角与点角:牙冠上两面相交处成一线,所成的角称线角,如前牙的近中面与唇面的交角称为近唇线角,后牙的近中面与颊面的交角称近颊线角。三面相交处成一点所成的角称点角,磨牙的近中面、颊面与𬌗面相交处称为近颊𬌗点角,前牙的近中面、唇面与切嵴所成的角称近唇切点角。

(6)牙体三等分:为了便于描述,常将牙体的轴面,在一个方向分为三等份,其中之一份称为1/3。如在垂直方向牙冠可分为切1/3、中1/3和颈1/3;牙根可分为颈1/3、中1/3和根尖1/3;在近远中方向牙冠可分为近中1/3、中1/3和远中1/3;在唇(颊)舌方向牙冠邻面则分为唇(颊)1/3、中1/3和舌1/3。

2.牙冠各面的名称

每个牙均有与牙体长轴大致平行的4个轴面,分别称为唇(颊)面、舌(腭)面、近中面和远中面;并有与牙体长轴基本垂直的𬌗面或切嵴。

(1)唇面或颊面:前牙牙冠靠近唇黏膜的一面称唇面,后牙牙冠靠近颊黏膜的一面称颊面。

(2)舌面或腭面:前牙或后牙牙冠靠近舌侧的一面均称舌面,上颌牙的牙冠舌面接近腭,故亦称腭面。

(3)近中面与远中面:凡牙冠面向中线的牙面称近中面,牙冠背向中线的称远中面,每个牙的牙冠均有一个近中面和一个远中面。近、远中面合称为邻面。

(4)𬌗面和切嵴:上下颌后牙相对而发生咀嚼作用的一面称为𬌗面。前牙无𬌗面,切端有切咬功能的嵴,称为切嵴。

3.牙冠表面解剖标志

(1)牙冠的突起部分。①牙尖:牙冠上近似锥体形、突出成尖的部分称牙尖。位于尖牙的切端,前磨牙和磨牙的𬌗面上。②切缘结节:初萌切牙切缘上圆形的隆突称切缘结节,随着牙的切磨逐渐消失。③舌面隆突:前牙舌面近颈缘部的半月形隆突起,称舌面隆突,系前牙的解剖特征之一。④嵴:牙冠上细长形的牙釉质隆起,均称为嵴。根据嵴的位置、形状和方向,可分为切嵴、轴嵴、边缘嵴、三角嵴、牙尖嵴、横嵴、斜嵴和颈嵴。切嵴:为切牙切缘舌侧长条形的牙釉质隆起。轴嵴:为轴面上从牙尖顶伸向牙颈的纵向隆起。位于尖牙唇面者,称为唇轴嵴;位于后牙颊面者,称为颊轴嵴;位于尖牙及后牙舌面者,称为舌轴嵴。边缘嵴:为前牙舌面近远中边缘及后牙𬌗面边缘细长形的牙釉质隆起。三角嵴:为𬌗面牙尖两斜面汇合成的细长形的牙釉质隆起。每条三角嵴均由近中和远中两斜面汇合而成。牙尖嵴:从牙尖顶分别斜向近、远中的嵴,称为牙尖嵴。尖牙的近、远中牙尖嵴组成切嵴;后牙颊尖和舌尖的近、远中牙尖嵴,分别组成颊𬌗边缘嵴和舌𬌗边缘嵴。横嵴:为𬌗面相对牙尖两三角嵴相连、横过𬌗面的细长形牙釉质隆起,为下颌第一前磨牙𬌗面的重要解剖特征。斜嵴:𬌗面斜形相对的两牙尖三角嵴相连,称为斜嵴。为上颌第一磨牙重要的解剖标志。颈嵴:牙冠唇、颊面沿颈缘部位、微显突起的细长形的牙釉质隆起,称为颈嵴。在唇面者称为唇颈嵴;在颊面者称为颊颈嵴。

(2)牙冠的凹陷部分:包括以下几部分。①沟:位于牙冠的轴面及𬌗面,介于牙尖和嵴之间,或窝底部的细长凹陷部分,略似山间的溪流。发育沟:为牙生长发育时,两生长叶相连所形成的明显而有规则的浅沟。副沟:除发育沟以外的任何沟都称副沟,其形态不规则。裂:钙化不全的沟称为裂,常为龋病的好发部位。②点隙:为3条或3条以上发育沟的汇合处所成的点状凹陷。该处牙釉质若钙化不全,则成为点隙裂。裂沟和点隙裂均是龋的好发部位。③窝:牙冠舌面及𬌗面上不规则的凹陷,称为窝。如前牙舌面的舌窝、后牙𬌗面的中央窝等。

(3)斜面:组成牙尖的各面,称为斜面。两斜面相交成嵴,四斜面相交则组成牙尖的顶,各斜面依其在牙尖的位置而命名,如尖牙牙尖的斜面有近唇斜面、远唇斜面、近舌斜面和远舌斜面。

(4)生长叶:牙发育的钙化中心称为生长叶,其交界处为发育沟,多数牙是由4个生长叶发育而成,部分牙是由5个生长叶发育而成。

二、牙的外形及生理

(一)恒牙的外形

恒牙共有32个,上、下颌各16个。因牙的形态和功能不同,依次分为切牙、尖牙、前磨牙和磨牙。

1.切牙组

切牙位于口腔前部,包括上颌中切牙、上颌侧切牙、下颌中切牙及下颌侧切牙。切牙组的共同特点：①上颌切牙体积较下颌切牙大。②牙冠由唇面、舌面、近中面、远中面4个面和1个切嵴组成。③牙冠唇、舌面呈梯形，在唇面切1/3处有两条纵向发育沟。舌面中央有舌面窝，颈1/3处突出称为舌面隆突。④牙冠邻面呈三角形，接触区均位于近切角处。⑤牙根为单根，较直，根尖段略偏远中。

(1)上颌中切牙为切牙中体积最大、前牙中近远中径最宽、牙弓中位置最靠前的牙。①唇面：略呈梯形，切颈径大于近远中径。切1/3和中1/3较平坦，颈1/3较突出为唇颈嵴。切1/3可见两条发育沟，近中缘和切缘较直，远中缘及颈缘较突。切缘与近中缘相交而成的近中切角近似直角，与远中缘相交而成的远中切角略为圆钝，借以区分左右。新萌出者切缘可见3个切缘结节。牙冠唇面形态可分为卵圆形、尖圆形和方圆形，常与人的面型相协调。②舌面：较唇面为小，中央凹陷成窝称舌窝，周边围以突起的嵴，在牙颈部者称舌面隆突，靠近中缘者称近中边缘嵴，靠远中缘者称远中边缘嵴，在切端位于切缘舌侧者称为切嵴。③邻面：近中面似三角形，顶为切端，底为颈缘，呈"V"字形，接触区在切1/3靠近切角。远中面似近中面但稍短而圆突，接触区在切1/3距切角稍远。④切嵴：切端唇侧较平，舌侧圆突成嵴，称切嵴，与下颌牙的切嵴接触时，能发挥切割功能。侧面观察，切嵴在牙体长轴的唇侧。⑤牙根：为单根，粗壮较直，唇侧宽于舌侧，牙根向根尖逐渐缩小，根长较冠长稍长，亦有根长短于冠长者或偶见牙根弯向唇侧、舌侧和远中唇侧者。牙根颈部横切面为圆三角形。

(2)上颌侧切牙为切牙中唇面最突、舌窝最深、远中切角最为圆钝者。①唇面：较上颌中切牙者窄小、圆突，近中缘稍长，远中缘较短，与切缘弧形相连，因而切缘明显斜向远中。近中切角似锐角，远中切角呈圆弧形。②舌面：边缘嵴较中切牙者显著，舌窝窄而深，有时有沟越过舌面隆突的远中，延续到根颈部成为裂沟，为龋病的好发部位。③邻面：略呈三角形，近远中接触区均在切1/3，距切角稍远。④切嵴：向远中舌侧倾斜度较中切牙大，似与远中面连续。⑤牙根：单根，较中切牙者细而稍长，根长大于冠长，颈横切面为卵圆形。上颌侧切牙的变异形态较多，如呈锥形或先天缺失者。

(3)下颌中切牙：下颌中切牙是全口牙中体积最小、形态最为对称、离体后较难区分左右者。下颌中切牙的形态特点如下所述。①牙冠：下颌中切牙牙冠宽度约为上颌中切牙者的2/3。②唇面：狭长且光滑平坦，切颈径明显大于近远中径，近中缘与远中缘约对称，近中切角与远中切角约相等，切缘平直，离体后较难区分左右。③舌面：近远中边缘嵴微突，舌面窝浅。④邻面：约呈三角形，近远中接触区均在切1/3靠近切角。⑤牙根：单根形扁，远中面的长形凹陷，较近中面者略深，可作为鉴别左右的参考。根中1/3横切面呈葫芦形。

（4）下颌侧切牙：下颌侧切牙与下颌中切牙相似，但有下列特点。①下颌侧切牙的牙冠较下颌中切牙稍宽。②唇面：切缘略向远中倾斜，远中切角较近中切角圆钝。③邻面：约呈三角形，近中接触区在切1/3靠近切角，远中接触区在切1/3距切角稍远。④牙根：为单根，形扁圆，较下颌中切牙者稍长，根尖偏向远中。

（5）上颌切牙与下颌切牙的区别：①上颌切牙的牙冠宽大，唇面发育沟明显；下颌切牙的牙冠窄小，唇面光滑，发育沟不明显。②上颌切牙的舌面边缘嵴明显，舌窝较深；下颌切牙的舌面无明显边缘嵴，舌窝较窄浅。③侧面观，上颌切牙的切嵴在牙体长轴的唇侧；下颌切牙的切嵴靠近牙体长轴。④上颌切牙牙根粗壮而直；下颌切牙牙根窄而扁，近远中面凹陷呈沟状。

2.尖牙组

尖牙位于侧切牙的远中，包括上颌尖牙和下颌尖牙。尖牙的共同特点为：①牙冠由唇面、舌面、近中面、远中面4个面和1个牙尖组成。②唇、舌面似圆五边形，唇轴嵴将唇面分成两个斜面，舌轴嵴将舌面分成两个舌面窝。③邻面呈三角形，较厚，唇颈嵴和舌面隆突显著。④牙尖均偏近中。⑤牙根粗壮，单根，根尖段偏远中。

（1）上颌尖牙为全口牙中牙体和牙根最长、牙尖最大的牙。①唇面：似圆五边形，其5个边由近中缘、近中斜缘、远中斜缘、远中缘和颈缘组成。其中，近中斜缘短，与近中缘相连形成近中切角；远中斜缘长，与远中缘相连形成远中切角。初萌出的尖牙，近、远中斜缘在牙尖顶处相交约呈90°角。唇面中部有突起的唇轴嵴，由牙尖顶伸至颈1/3，将唇面分为近唇斜面和远唇斜面。唇轴嵴两侧各有1条发育沟。外形高点在中1/3与颈1/3交界处的唇轴嵴上。②舌面：较唇面稍小，远中边缘嵴较近中边缘嵴短而突。近中牙尖嵴短，远中牙尖嵴长。舌面隆突显著，由牙尖至舌面隆突有一纵嵴称舌轴嵴，将舌窝分成近中舌窝和远中舌窝。③邻面：似三角形，远中面比近中面更为突出且短小。近中接触区距近中牙尖嵴较近，远中接触区则距远中牙尖嵴稍远。④牙尖：牙尖由4个嵴和4个斜面组成。4个嵴即唇轴嵴、舌轴嵴、近中牙尖嵴、远中牙尖嵴；4个斜面指相邻两嵴间的斜面，即近唇斜面、远唇斜面、近舌斜面和远舌斜面。4个牙尖嵴汇合成牙尖顶，牙尖顶偏近中。⑤牙根：单根，形粗壮，唇舌径大于近远中径，根长约为冠长的两倍，根颈横切面为卵圆三角形。根尖弯向远中。

（2）下颌尖牙：似上颌尖牙，但有下列特点。①下颌尖牙较上颌者窄而薄，牙冠窄而细长，近远中径较上颌尖牙者小，故牙体显得细长。②牙冠唇面为狭长五边形，切颈径明显大于近远中径。唇颈嵴、唇轴嵴及发育沟不如上颌尖牙者明显。唇面近中缘最长，约与牙体长轴平行，远中缘较短，切缘由近、远中斜缘组成。近中斜缘短，远中斜缘长，两者长度约为 1:2，近、远中斜缘的交角＞90°。唇面观察下颌尖牙牙冠与牙根两者的近中缘相续约呈直线。③舌面小于唇面，略凹，舌轴嵴不如上颌尖牙者明显，在切 1/3 处较突。外形高点在舌面隆突。④邻面观察下颌尖牙牙冠与牙根两者的唇缘相连约呈弧线。⑤牙尖不如上颌尖牙者显突，牙尖顶明显偏近中。⑥牙根为单根，扁圆细长，近、远中根面有浅的长形凹陷。根颈 1/3 处横切面呈扁圆形。根尖偏向远中。

（3）上颌尖牙与下颌尖牙的区别：①上颌尖牙体积较大，牙冠宽大；下颌尖牙体积较小，牙冠窄长。②上颌尖牙唇颈嵴、唇轴嵴、舌轴嵴和舌面隆突较明显，舌窝较深；下颌尖牙唇颈嵴、唇轴嵴、舌轴嵴和舌面隆突不很明显，舌窝较浅。③上颌尖牙近中缘自颈缘至切缘向近中展开；下颌尖牙近中缘与牙根近中缘相连成直线。④上颌尖牙近中斜缘与远中斜缘相交近似直角；下颌尖牙者成钝角。⑤上颌尖牙牙尖顶偏近中；下颌者明显偏近中。⑥上颌尖牙冠、根的唇缘相连不成弧线；下颌尖牙冠、根的唇缘相连成弧线。⑦上颌尖牙牙根粗长，颈横切面成卵圆三角形；下颌尖牙牙根细长，颈横切面成扁圆形。

3.前磨牙组

前磨牙又称双尖牙，位于尖牙与磨牙之间，包括上颌第一前磨牙、上颌第二前磨牙、下颌第一前磨牙与下颌第二前磨牙。前磨牙的共同特点为：①牙冠呈立方形，由颊面、舌面、近中面、远中面及𬌗面 5 个面组成。②颊面显突，颊轴嵴明显；舌面圆弧，舌轴嵴不明显。邻面似四边形。③𬌗面有颊、舌两个牙尖或 3 个牙尖（下颌第二前磨牙有三尖型者），颊尖长而尖锐，舌尖低而圆钝。两尖的三角嵴自牙尖顶至面中央，将𬌗面分成近中窝、远中窝，有发育沟、点隙分布。④牙根一般为单根，扁圆形，根尖段偏远中。

（1）上颌第一前磨牙：上颌第一前磨牙为前磨牙中体积最大、颊尖偏向远中和有近中沟由近中点隙越过近中边缘嵴至近中面者。①颊面：与尖牙唇面相似但较短小，颊面中部有纵行的颊轴嵴，颊尖是前磨牙中唯一偏向远中者。外形高点在颈 1/3 的颊颈嵴上。②舌面：小于颊面，似卵圆形，光滑而圆突，舌尖偏向近中，较颊尖短小、圆钝。外形高点在中 1/3。③邻面：约呈四边形，近远中接触区均靠𬌗缘偏颊侧。近中面近颈部明显凹陷，有沟从𬌗面近中边缘嵴跨过至近中面的骀 1/3 处。④骀面:外形为轮廓显著的六边形,颊边宽于舌边。边缘嵴由近、远中边缘嵴和颊、舌尖的近远中牙尖嵴围成。骀面有颊舌两尖,颊尖长大锐利,舌尖较短小圆钝。从颊、舌尖顶分别有伸向骀面中央的三角嵴,分别称为颊尖三角嵴和舌尖三角嵴。骀面中央低下称为中央窝,窝的周边由近、远骀边缘嵴和颊、舌尖的近、远中牙尖嵴围成,窝底有近远中向的中央沟,其两端为近远中点隙。由近中点隙越过近中边缘嵴至近中面的沟,称近中沟,为上颌第一前磨牙的特有解剖标志。⑤牙根:形扁,多在牙根中部或根尖 1/3 处分为颊舌两根。颊根长于舌根,根的近远中面较平,自颈缘以下至根分叉处有沟状凹陷。远中面的沟较近中面者深。少数为单根,其近中面的沟长,约占根长的大部分。根尖偏向远中。

(2)上颌第二前磨牙:似上颌第一前磨牙,但有下列特点。①上颌第二前磨牙的骀面较对称,轮廓不如上颌第一前磨牙者锐突,牙尖较圆钝。②上颌第二前磨牙的颊面颈部较上颌第一前磨牙者宽,骀缘两牙尖嵴交角所成的颊尖圆钝,偏向近中,发育沟不明显,颊轴嵴圆钝。③邻面仍呈四边形,近远中接触区仍在近骀缘偏颊侧。但近中面颈部少有凹陷,亦无沟越过近中边缘嵴至近中面。④骀面颊缘与舌缘宽度相近,骀面诸角较圆钝,颊舌尖的高度、大小相近,颊舌两尖均偏近中。中央窝浅而窄,无沟跨过近中边缘嵴至近中面。中央沟较短,近远中点隙相距亦较近。⑤上颌第二前磨牙多为扁形单根,牙根多不分叉。

(3)下颌第一前磨牙:下颌第一前磨牙为前磨牙中体积最小、颊舌尖高度差别最大、骀面有横嵴者,其特点如下所述。①颊面:颊面向舌侧倾斜显著。颊尖高耸、长大尖锐,偏向近中。颊轴嵴在颈 1/3 处显突,颊颈嵴呈新月形,外形高点位于颈 1/3 处。②舌面:舌面较短小,仅及颊面的 1/2。舌尖明显小于颊尖。③邻面:近远中接触区均靠骀缘偏颊侧。④骀面:呈卵圆形,最大特点是颊尖长大而舌尖很小,两尖均偏近中。颊尖三角嵴与舌尖三角嵴相连而成横嵴,为该牙的重要解剖标志。横嵴越过骀面,将骀面分成较小的三角形近中窝,与较大的长圆形远中窝。⑤牙根:单根,扁而细长,颊侧宽于舌侧。根尖略为弯向远中。近中面的根尖部常有分叉痕迹。

(4)下颌第二前磨牙。①牙冠:外形方圆,牙冠骀颈高度、颊舌厚度和近远中宽度相近,舌面与颊面大小约相等。颊面颈部较下颌第一前磨牙者稍宽,颊轴嵴较圆。舌面与颊面大小相近,若为两舌尖者,则舌面宽于颊面,两尖之间有舌沟通过,近中舌尖大于远中舌尖。邻面近远中接触区均靠骀缘偏颊侧。骀面呈圆形或卵圆形。骀面的发育沟有 3 种形态:呈"H"形者,约占 43%;呈"U"形者,约占 26％,上述两型为二尖型;呈"Y"形者,约占 31％,为三尖型。殆面中央有时可见一小牙尖,称中央尖或畸形中央尖,易磨损使牙腔暴露,引起牙髓炎或根尖周炎。中央尖可见于诸前磨牙,但以下颌第二前磨牙多见。②牙根:单根,扁圆,近中面无分叉痕迹。

(5)上颌前磨牙与下颌前磨牙的区别:①上颌前磨牙的牙冠较直,略偏牙体长轴的颊侧;下颌前磨牙的牙冠向舌侧倾斜。②上颌前磨牙的牙冠颊舌径大于近远中径,牙冠较狭长;下颌前磨牙的牙冠,颊舌径与近远中径相近,牙冠方圆。

4.磨牙组

磨牙担负着咀嚼的主要任务,位于前磨牙的远中,包括上颌第一、第二、第三磨牙和下颌第一、第二、第三磨牙。上、下、左、右共 12 个,牙体由第一磨牙至第三磨牙依次渐小。磨牙的牙冠体积大,殆面亦大,有 4～5 个牙尖,牙根一般为 2～3 根。

(1)上颌第一磨牙:上颌第一磨牙约 6 岁即出现于口腔,故又名六龄牙。

颊面:略呈梯形,近远中宽度大于殆颈高度,近中缘长而直,远中缘稍短而突,殆缘长于颈缘,殆缘由近、远中颊尖的 4 条牙尖嵴连续组成。近中颊尖略宽于远中颊尖,二尖间有颊沟通过,约与颊轴嵴平行,近中颊尖的颊轴嵴显著。外形高点在颈 1/3。

舌面:大小与颊面相近或稍小,殆缘由近、远中舌尖的 4 条牙尖嵴组成。近中舌尖宽于远中舌尖,二尖间有远中舌沟通过。舌轴嵴不明显,外形高点在中1/3。少数近中舌尖的舌侧有第五牙尖,又称卡氏尖。第五牙尖的尖顶既不达殆面也无髓角,故称其为结节更恰当。

邻面:近、远中面约为四边形,颊舌面厚度大于殆颈高度,颈部平坦,外形高点在殆1/3 处。近中接触区靠殆缘偏颊侧;远中接触区靠殆缘中1/3 处。

殆面:呈斜方形,结构复杂。殆面的边缘嵴、牙尖、三角嵴与斜面、窝、点隙及沟描述如下。①边缘嵴:殆面的四边为颊殆边缘嵴、舌殆边缘嵴、近殆边缘嵴和远殆边缘嵴围成。颊殆边缘嵴由近、远中颊尖的4 个牙尖嵴构成,即近中颊尖的近、远中牙尖嵴及远中颊尖的近、远中牙尖嵴;舌殆边缘嵴由近、远中舌尖的4 个牙尖嵴构成,即近中舌尖的近、远中牙尖嵴和远中舌尖的近、远中牙尖嵴。近殆边缘嵴短而直,远殆边缘嵴稍长。近颊殆角及远舌殆角为锐角;远颊殆角及近舌殆角为钝角。②牙尖:一般为 4 个,即近中颊尖、远中颊尖、近中舌尖和远中舌尖,颊侧牙尖较锐,舌侧牙尖较钝,近中舌尖是 4 个牙尖中最大者,是上颌第一磨牙的主要功能尖,远中舌尖则是其中最小者。③三角嵴:每一牙尖均有一个三角嵴。近中颊尖三角嵴由其牙尖顶斜向舌侧远中至𬌗面中部;远中颊尖三角嵴由其牙尖顶斜向舌侧近中至𬌗面中部;近中舌尖三角嵴由其牙尖顶端斜向颊侧远中至𬌗面中部;远中舌尖三角嵴由其牙尖顶端斜向颊侧近中至𬌗面中部。由远中颊尖三角嵴与近中舌尖三角嵴相连成嵴,称为斜嵴,为上颌第一磨牙的解剖特征。④斜面:每一牙尖均有4个斜面,颊尖的颊斜面无咬合接触,但颊尖的舌斜面、舌尖的颊斜面和舌斜面均有咬合接触。⑤窝及点隙:𬌗面的中部凹陷成窝,由𬌗面斜嵴将𬌗面分为近中窝及远中窝。近中窝较大,位于斜嵴与近𬌗边缘嵴之间,约占𬌗面近中的2/3,又名中央窝,窝内有中央点隙;远中窝较小,位于斜嵴与远𬌗缘嵴之间,约占𬌗面远中的1/3。⑥沟:颊沟自中央点隙伸向颊侧,在两颊尖之间经颊𬌗边缘嵴而至颊面;近中沟自中央点隙伸向近中,止于近𬌗边缘嵴之内。远中舌沟一端至远中边缘嵴内,另一端经两舌尖之间越过舌𬌗边缘嵴至舌面。

牙根:由3根组成,一舌根在舌侧,两颊根分别称为近中颊根和远中颊根。近中颊根位于牙冠近中颊侧颈部之上,根的近远中面皆平,颊面宽于舌面;远中颊根位于牙冠远中颊侧颈部之上,较近中颊根短小;舌根位于牙冠舌侧颈部之上,为3根中之最大者,其颊舌两面较宽且平,舌面有沟。两颊根之间相距较近,颊根与舌根之间分开较远,3根之间所占面积较大,故有利于牙的稳固。牙根未分叉的部分叫根干或称根柱。

(2)上颌第二磨牙:似上颌第一磨牙,但有下列特点。①牙冠较上颌第一磨牙为窄。②牙冠颊面自近中向远中面舌侧的倾斜度大于第一磨牙。远中颊尖明显缩小。③近中舌尖占舌面的大部分,极少有第五牙尖。④𬌗面斜嵴不如第一磨牙明显,有远中沟越过,有的上颌第二磨牙𬌗面无斜嵴可见。⑤牙根数目与上颌第一磨牙相同,但根之间分叉度比较小,且向远中偏斜。少数牙根愈合成两根,即近中颊根或远中颊根与舌根愈合,或近、远中颊根愈合,使原有的3根愈合成两根;极少数为近、远中根和舌根相互愈合。

(3)上颌第三磨牙:①该牙的形态变异最多,其规则形态与上颌第二磨牙相似,但牙冠较小,根较短,牙冠各轴面中1/3较圆突,外形高点在中1/3处。②远中舌尖很小甚或缺如,故颊面宽而舌面窄,𬌗面呈圆三角形。有时牙尖多而界限不明显,𬌗面副沟多。③牙根多合并成一锥形根。但根的数目和形态变异很大。④其变异形态有前磨牙型、多尖型及多根型。

(4)下颌第一磨牙:下颌第一磨牙为恒牙中萌出最早、𬌗面尖、嵴、沟、窝、斜面最多的牙。

颊面：约呈梯形，近远中径大于𬌗颈径。𬌗缘长于颈缘，近中缘直，远中缘突。𬌗缘可见近中颊尖、远中颊尖和远中尖的半个牙尖，分别由颊沟和远颊沟分隔。近中颊尖与远中颊尖的颊轴嵴与颊沟平行，远中尖的颊轴嵴不显著。颊颈嵴与颈缘平行。外形高点在颈 1/3。

舌面：亦呈梯形，较颊面小而光滑圆突。𬌗缘可见近、远中舌尖，舌沟从两舌尖间越过。无明显轴嵴，外形高点在中 1/3。

邻面：约呈四边形，牙冠倾向舌侧，颊尖低于舌尖。近中接触区在近𬌗缘偏颊侧；远中接触区在靠近𬌗缘中 1/3 处。远中面小于近中面。由近中面颊缘与颈缘构成的颊颈角和由舌缘与𬌗缘构成的舌𬌗角均较锐。

𬌗面：略呈长方形，形态复杂。𬌗面的边缘嵴、牙尖、三角嵴与斜面、窝、点隙及沟描述如下。①边缘嵴：𬌗缘由 4 条边缘嵴围成，颊𬌗边缘嵴长于舌𬌗边缘嵴，近𬌗边缘嵴较长且直，远𬌗边缘嵴较短且突。②牙尖：可见 5 个牙尖。近、远中颊尖短而圆，近、远中舌尖长而尖，远中尖最小位于颊面与远中面交界处。③三角嵴：𬌗面 5 条牙尖三角嵴朝向中央窝，其中以远中颊尖三角嵴最长，远中尖三角嵴最短。④斜面：舌尖的舌斜面与对颌牙无咬合接触。颊尖和远中尖的颊斜面和舌斜面及舌尖的颊斜面与对颌牙均有咬合接触。⑤窝及点隙：中央窝位于𬌗面且近中牙尖三角嵴的远侧及远𬌗边缘嵴近侧，窝内有中央点隙。在近𬌗边缘嵴的内侧有较小的三角形近中窝，窝内有近中点隙。⑥沟：共计 5 条发育沟，其中颊沟由中央点隙伸向颊侧，经近中颊尖与远中颊尖之间至颊面；舌沟由中央点隙经两舌尖之间至舌面；近中沟由中央点隙伸向近中，止于近𬌗边缘嵴之内；远中沟由中央点隙伸向远中，止于远𬌗边缘嵴之内；远中颊尖与远中尖之间有一条远颊沟，从远中沟上分出，向远颊方向至颊面。

牙根：双根，扁而厚，根干短。近中根较远中根稍大，近中根的近、远中根面有较深的长形凹陷，根尖弯向远中；远中根的长形凹陷仅见于其近中根面，根尖弯向远中。有时远中根分为颊、舌两根，远中舌根短小弯曲。

(5) 下颌第二磨牙。①牙冠：𬌗面可分为四尖型和五尖型。四尖型者无远中尖，又可分两种类型：一类𬌗面 4 条发育沟呈"十"字形分布，即颊沟、舌沟、近中沟和远中沟，整个𬌗面似"田"字形，为四尖型的主要类型，约占 50%。另一类发育沟呈"X"形分布，此型约占 5%。五尖型约占 45%，与下颌第一磨牙相似，具有 5 个牙尖，但稍小，离体后两者不易区别。②牙根：近远中根相距较近，皆偏远中，有时聚成一锥体形。极少数分叉为 3 根，即近中颊根、近中舌根和远中根。少数牙近、远中根颊侧融合，舌侧仍分开，牙根横断面呈"C"形，故称为"C"形根。

(6)下颌第三磨牙：①为全口牙中形态、大小和位置变异较多者之一。②𬌗面 5 个尖者似下颌第一磨牙，4 个尖者似下颌第二磨牙。③牙冠各轴面光滑，外形高点在牙冠中 1/3 处。𬌗面牙尖、嵴、窝不清晰，副沟多。④牙根常融合成锥形，也有分叉成多根者。

(7)上颌磨牙与下颌磨牙的区别：①上颌磨牙的牙冠𬌗面呈斜方形，颊舌径大于近远中径；下颌磨牙的牙冠𬌗面呈长方形，近远中径大于颊舌径。②上颌磨牙的牙冠较直；下颌磨牙的牙冠倾向舌侧。③上颌磨牙的颊尖锐而舌尖钝；下颌磨牙的舌尖锐而颊尖钝。④上颌磨牙多为 3 根；下颌磨牙多为双根。

(二)乳牙外形

乳牙共 20 个，上、下颌各 10 个，位于中线两侧，左右成对排列，由中线向远中依次分为乳切牙、乳尖牙和乳磨牙。乳牙与恒牙比较，无乳前磨牙。除下颌第一乳磨牙的形态较特殊外，其余乳牙的形态与恒牙相似。

乳牙具有下列特点：①乳牙体积小，牙冠短而宽，乳白色。②乳牙颈部缩窄，唇颈嵴、颊颈嵴明显突出。𬌗面缩窄，冠根分明。③宽冠窄根是乳前牙的特点，上颌乳中切牙为宽冠宽根，根尖弯向唇侧。④上颌乳尖牙近中牙尖嵴长于远中牙尖嵴，是乳尖牙和恒尖牙中唯一牙尖偏向远中者。⑤下颌第二乳磨牙 3 个颊尖等大。

(三)牙体形态的生理意义

牙体形态和生理功能是密切相关的，形态结构是功能活动的物质基础。现将牙体形态的生理意义分述如下。

1.牙冠形态的生理意义

(1)切端及𬌗面形态的生理意义：切牙的切嵴具有切割食物的功能。尖牙的牙尖具有穿透和撕裂食物的作用。前磨牙和磨牙𬌗面有凸形结构(牙尖、三角嵴、斜面和边缘嵴)和凹形结构(窝和发育沟)。咀嚼时，上下颌后牙𬌗面凸形结构与凸形结构接触可压碎食物；凸形结构与凹形结构接触可磨细食物。上下颌后牙𬌗面牙尖与窝接触，可保持上下颌牙𬌗关系稳定。𬌗面组成三角嵴的两斜面，咀嚼时既可磨细食物，又可在上下颌牙接触时，下颌牙沿上颌牙尖的斜面运动，以便进入牙尖交错位。边缘嵴的作用是将食物局限在𬌗面窝内，以便对颌牙尖进行捣碎和磨细。发育沟(如舌沟或颊沟)是磨细食物溢向固有口腔或口腔前庭的通道。

(2)牙冠轴面突度的生理意义：①牙冠唇、颊、舌面突度的生理意义。前牙唇舌面及后牙颊面的突度均在颈 1/3,后牙舌面的突度则在中 1/3。咀嚼时,牙冠的正常突度,可使部分咀嚼过的食物擦过牙龈表面,起着按摩作用,促进血液循环,有利于牙龈的健康。若牙冠突度过小或平直,食物经过该处将给牙龈过大的压力;反之,若牙冠突度过大,食物经过该处则不能触及牙龈,均不利于龈组织的健康。牙冠颈 1/3 的突度,还可扩展龈缘,使其紧张有力。②牙冠邻面突度的生理意义。前牙及后牙邻面突度分别在切 1/3 和殆 1/3 处,相邻两牙借邻接点相接,邻接点因磨耗呈小面,称为接触区。前牙接触区呈椭圆形,切颈径大于唇舌径,近中面者靠近切角,远中面者距切角稍远。后牙接触区亦呈椭圆形,颊舌径大于殆颈径。第一、第二前磨牙近远中面接触区及第一磨牙近中面接触区均在近殆缘偏颊侧。第一磨牙远中面接触区、第二磨牙近远中面接触区及第三磨牙近中接触区均在近殆缘中 1/3 处。在正常接触区的周围均有呈"V"字形的空隙,称为楔状隙或外展隙。在唇(颊)、舌侧者分别称为唇(颊)楔状隙或舌楔状隙;在切、殆方者,分别称为切楔状隙或殆楔状隙;在龈方者称为邻间隙,有龈乳头充满,可保护牙槽骨和牙冠邻面。

正常的牙邻接,不仅可防止食物嵌塞,免使龈乳头受压萎缩及牙槽突降低,而且可使牙及殆关系稳定、牙弓完整,有利于咀嚼,对颞下颌关节、咀嚼肌和牙周组织的健康均具有重要意义。

2.牙根形态的生理意义

牙根在牙槽窝的稳固是保证牙冠行使其生理功能的前提,稳固的牙根又与其形态密切相关,如多根牙较单根牙稳固,长根牙较短根牙稳固,粗根牙较细根牙稳固,扁根牙较圆根牙稳固,根尖所占面积大于殆面者稳固等。如上颌第一磨牙,牙根多、根形扁、根尖所占面积大于殆面,因而是全口牙中最稳固的牙,又如上颌尖牙,牙根粗长,故较其他单根牙稳固。

三、牙髓腔的解剖

牙髓腔是位于牙体内部的一个与牙体外形相似,同时又显著缩小的空腔,简称牙腔。位于牙体中部,周壁除根尖孔(有的牙尚有副孔和/或侧孔)外,其余绝大部分均被坚硬的牙本质所包被,牙腔内充满牙髓。牙腔的形状与牙体外形基本相似,但体积却显著缩小。

(一)牙腔各部名称

1.髓室

牙腔朝向牙冠的一端扩大成室,称为髓室。牙腔位于牙冠及牙根颈部的部分,其形状与牙冠的外形相似。前牙髓室与根管无明显界限;后牙髓室呈立方形,分顶、底及四壁,是牙腔中较宽阔的部分。

(1)髓室顶与髓室底:与殆面或切嵴相对应的髓室壁称为髓室顶,与髓室顶相对应的髓室壁称为髓室底,两者之间的距离称为髓室高度。

(2)髓室壁:与牙体轴面相对应的牙腔牙本质壁分别称近中髓壁、远中髓壁、颊侧髓壁和舌侧髓壁。亦有将髓室顶和髓室底列入髓室壁者,则髓室共有6个壁。

(3)髓角为髓室伸向牙尖突出成角形的部分,其形状、位置与牙尖的高度相似。髓角与殆面的距离因年龄而异。乳牙与刚萌出不久的恒牙髓室大,髓角至殆面的距离近;老年人由于牙腔增龄变化,牙腔内径变小,髓角变低,殆面至髓角的距离变大。

(4)根管口为髓室底上髓室与根管的移行处。

2.根管系统

根管系统是牙腔除髓室以外的管道部分,包括根管、管间吻合、根管侧支、根尖分歧、根尖分叉及副根管,它们共同组成根管系统。

根管为位于牙根内的那部分牙腔。任何一个牙的牙冠及牙根颈部内仅有一个髓室,而每个牙根内却不一定只有一个根管。通常一个较圆的牙根内有一个与其外形相似的根管,但一个较扁的牙根内,则可能有一个、两个或一、两个根管的混合形式,偶可见一个牙根内有 3 个根管者。

(二)牙腔的增龄变化及病理变化

牙腔的形态随年龄的增长不断变化。乳牙的牙腔从相对比例看较恒牙者大,青少年恒牙的牙腔又比老年者大,表现为髓室大,髓角高、根管粗、根尖孔亦大。随年龄的增长,牙腔内壁有继发性牙本质沉积,使牙腔的体积逐渐减小,髓角变低,根管变细,根尖孔窄小,有的牙腔部分或全部钙化阻塞。髓室增龄变化的继发性牙本质沉积方式因牙位而不同,上颌前牙继发性牙本质主要沉积在髓室舌侧壁,其次为髓室顶。磨牙主要沉积在髓室底,其次为髓室顶和侧壁。因此,老年人恒牙髓室底常为凸起形,而年轻人多为扁平状。此外,牙腔病理性变化,如因外伤、酸腐、龋病或非功能性磨损等致牙本质暴露,在受伤处相对的牙腔壁上形成修复性牙本质,使牙腔缩小。

(三)恒牙的牙腔形态

1.切牙的牙腔形态

与相应的牙体外形相似,髓室与根管无明显界限,其特点是根管多为单根管,根尖孔多位于根尖顶。

2.尖牙的牙腔形态

与相应的牙体外形相似,髓室与根管无明显界限,其特点是根管多为单根管,根尖孔多位于根尖顶。

3.上颌前磨牙的牙腔形态

上颌前磨牙的髓室类似立方形,颊舌径大于近远中径,髓室位于牙冠颈部及根柱内。髓室顶为凹形,最凹处约与颈平齐。髓室顶上有颊舌两个髓角,牙根内有 1～2 个根管。

4.下颌前磨牙的牙腔形态

下颌前磨牙髓室顶上有颊、舌两个髓角,髓室向下多与单根管相通。

5.上颌磨牙的牙腔形态

上颌磨牙的牙腔似立方形,髓室顶上有 4 个髓角与相应的牙尖斜相对应,髓室底上可见 3～4 个根管口,与相应的根管相通。

6.下颌磨牙的牙腔形态

与上颌磨牙一样,髓室较大呈大立方形,根管亦多而复杂,大多有 5 个髓角,一般有 2～3 个或更多的根管口。

(四)乳牙的牙腔形态

乳牙的牙腔形态虽与乳牙的外形相似,但按牙体比例而言,乳牙的牙腔较恒牙者为大,表现为髓室大、髓壁薄、髓角高、根管粗、根管方向斜度较大,根尖孔亦大。

乳前牙的牙腔与其牙冠外形相似,根管多为单根管,偶见下颌乳切牙根管分为唇向、舌向两根管。乳磨牙髓室较大,通常均有 3 个根管:上颌乳磨牙有两个颊侧根管,一个舌侧根管;下颌乳磨牙有两个近中根管,一个远中根管。下颌第二乳磨牙有时可出现 4 个根管,其分布为近中两个根管,远中两个根管。

第二节　牙列、殆与颌位的解剖生理

一、牙列

上下颌牙的牙根生长在牙槽窝内,其牙冠按照一定的顺序、方向和位置彼此邻接,排列成弓形,称为牙列或牙弓。上颌者称为上牙列(弓),下颌者称为下牙列(弓)。

(一)牙列分型

1.按照构成牙的类别分型

按照构成牙的类别分型,牙列可以分为恒牙列、乳牙列和混合牙列。

2.按照牙列形态特征分型

从𬌗面对牙列的形态进行观察分析,可见牙列的形态尽管有其一定的规律,但个体之间并不完全相同。根据6个前牙的排列情况,可将牙列分为3种基本类型。

(1)方圆型:上、下牙列中4个切牙的切缘连线略直,弓形牙列从尖牙的远中才开始弯曲向后。

(2)尖圆型:自上颌侧切牙即明显弯曲向后,弓形牙列的前牙段向前突出非常明显。

(3)椭圆型:介于方圆型与尖圆型之间,弓形牙列自上颌侧切牙的远中开始,向后逐渐弯曲,使得前牙段较圆突。

3.按照牙列中牙的排列情况分型

可大致分为正常牙列和异常牙列。

(二)牙列的生理意义

正常牙列的外形是连续、规则和整齐的,每个牙齿的牙槽窝也是规范的。

(1)牙与牙紧密邻接,互相支持,使全牙列成为一个整体,在咀嚼运动中保持稳固,𬌗力分散,有利于咀嚼功能的发挥,并避免食物嵌塞对牙周组织的创伤。

(2)弓形牙列紧贴唇颊,是颌面部丰满的强力支柱,如果牙列有缺损或全部失去,即使年龄尚小,也会显得面部凹陷而容颜衰老。

(3)牙列紧贴唇颊,使口腔本部有足够的空间,有利于舌的活动,以行使其运转食物及吞咽和发音的功能。

(三)牙正常排列的倾斜规律

一般以牙冠的倾斜方向来表示牙长轴倾斜情况。

1.近远中向倾斜

正常情况下,上颌中切牙较正或稍向近中倾斜,上颌尖牙略向近中倾斜,上颌侧切牙是上前牙中向近中的倾斜程度最大者;下颌切牙和尖牙的近远中倾斜程度均比较小。上、下颌前磨牙及第一磨牙在近远中方向上的倾斜度相对较小,牙长轴较正,上、下颌第二、第三磨牙向近中倾斜的程度依次增大。

2.唇(颊)舌向倾斜

一般来说,上下颌切牙均向唇侧倾斜,与颌骨前端牙槽突的倾斜方向一致,下颌切牙的倾斜度较上颌切牙小。上、下颌的尖牙、上颌前磨牙以及上、下颌的第一磨牙相对较正,下颌前磨牙略向舌侧倾斜。上颌第二、第三磨牙向颊侧倾斜,下颌第二、第三磨牙向舌侧倾斜。

3.垂直向关系

为方便描述上、下颌牙在垂直方向上的排列情况,首先需要假设一个参考平面,然后描述各牙相对于该参考平面的垂直向位置关系,该平面即为𬌗平面。其定义是从上颌中切牙的近中邻接点到双侧第一磨牙的近中颊尖顶所构成的假想平面,称为复学𬌗平面。该𬌗平面与鼻翼耳屏线平行,基本上平分颌间距离,并与上唇缘有一定的位置关系,因此在口腔修复的临床中,常以此平面作为制作全口义齿𬌗堤和排列人工牙的依据。在文献报道中,也有人采用双侧第二磨牙的近中舌尖顶或远中颊尖顶作为定位点定义𬌗平面。

在解剖学研究中,为了准确记录与上、下颌牙咬合有关的下颌运动以及下颌骨或下牙列相对于上颌骨或上牙列的位置关系,常以下颌牙列为基准定义𬌗平面,称其为解剖学𬌗平面,其定义是:从下颌中切牙的近中邻接点到双侧下颌第二磨牙远中颊尖顶所构成的假想平面。

以上颌牙列为基准的𬌗平面作为参考平面,各牙与该平面的位置关系是上颌中切牙、尖牙、前磨牙颊尖与该平面接触,依据不同的上颌𬌗平面的定义,上颌第一磨牙的近颊尖、近舌尖或上颌第二磨牙颊尖,与该平面接触;侧切牙与该平面不接触,磨牙的牙尖距离该平面的距离,从前向后依次增大。

(四)牙列𬌗面形态特征

1.纵𬌗曲线

(1)下颌牙列的纵𬌗曲线:连接下颌切牙的切缘、尖牙的牙尖、前磨牙的颊尖,以及磨牙的近、远中颊尖的连线。该连线从前向后是一条凹向上的曲线,又称为Spee曲线。该曲线的切牙段较平直,从尖牙向后经前磨牙至第一磨牙的远颊尖逐渐降低,然后第二、第三磨牙的颊尖又逐渐升高。

(2)上颌牙列的纵𬌗曲线:连接上颌切牙的切缘、尖牙的牙尖、前磨牙的颊尖以及磨牙的近远中颊尖的连线。该连线从前向后是一条凸向下的曲线。由切牙至第一磨牙近颊尖段较平直,从第一磨牙的近颊尖至最后磨牙的远颊尖段则逐渐向上弯曲,此段曲线亦称为补偿曲线。

2.横𬌗曲线

横𬌗曲线又称 Wilson 曲线。上颌磨牙牙冠偏向颊侧,下颌磨牙牙冠偏向舌侧,故上、下颌磨牙的颊尖与舌尖的高度不一致。若将上颌左右两侧同名磨牙的颊尖和舌尖彼此相连,形成一条凸向下的曲线,称为上颌牙列的横𬌗曲线。同样将下颌左右两侧同名磨牙的颊尖和舌尖彼此相连,形成一条凹面向上的曲线,称为下颌牙列的横𬌗曲线。

上、下颌牙列的𬌗曲线,无论是横𬌗曲线还是纵𬌗曲线,均彼此相似或吻合,使得上、下颌牙在咀嚼运动过程中,能够保持密切的接触关系,并与下颌运动的方式相协调。同时,𬌗曲线与牙槽突的曲线形态也是基本一致的,这对于咀嚼力的分散与传导,保护牙周组织健康,都是十分重要的。

(五)牙列与面部标志

1.鼻翼耳屏线

指从一侧鼻翼中点到同侧耳屏中点的假想连线,该线与𬌗平面平行,与眶耳平面的交角约为 15°。牙列缺失后,常参考该线来确定𬌗平面,以恢复牙列及咬合关系。

2.眶耳平面

眶耳平面是连接双侧眶下缘最低点和外耳道上缘的一个假想平面,当人端坐,头保持直立位置时,该平面与地平面平行。此平面常被作为描述上下牙列、下颌骨以及咬合关系相对于上颌乃至颅面其他结构的位置情况和运动关系的基本参考平面,在放射投照检查中具有重要的定位参考意义,是临床最常用的参考平面之一。

3.Balkwill 角

从髁突中心至下颌中切牙近中邻接点连线,与𬌗平面所构成的交角,称为 Balkwill 角,正常平均约为 26°。

4.Bonwill 三角

根据 Bonwill 的研究,下颌骨双侧髁突中心与下颌中切牙近中切角接触点相连,构成一个等边三角形,其边长为 10.16 cm,称之为 Bonwill 三角。后有研究证实,这一三角形很少是等边形的,而等腰形者较多,等腰表明面部两侧对称。

5.Monson 球面

在 Bonwill 三角学说的基础之上,Monson 又提出,如以眉间点为中心,以 10.16 cm 为半径做一球面,下颌牙列的𬌗面与此球面相吻合,而且上颌牙列的补偿曲线也是这球面上的一部分。

二、殆

殆即上颌牙与下颌牙发生接触的现象,包括运动和静止的。随着下颌位置的变换,上、下颌牙接触的关系也有不同。其中,较为恒定和接触较多的殆有3种,即牙尖交错殆(正中殆)、前伸殆与侧殆。随着下颌位置的变换,上、下颌牙的接触关系也在改变。

(一)牙尖交错殆

牙尖交错殆是指上、下颌牙的牙尖交错,达到最广泛、最紧密接触时的一种咬合关系。在过去很长一段时期内,该殆关系一直被称为正中殆,从字面上,它隐含了这样的内容:在上、下颌牙达到该咬合状态时,下颌的位置相对于颅骨而言,是位于正中的,无左右、上下、前后的偏移。实际上,下颌相对于颅骨是否位于正中,并非这种咬合关系存在的前提,在达到上、下颌牙最广泛、最紧密接触的咬合关系时,下颌可以不在正中。

1.牙尖交错殆的咬合接触特征

(1)近远中向关系:牙尖交错殆时,上下牙列中线对正,一般正对着上唇系带。除下颌中切牙和上颌最后一个磨牙外,其他牙均为一牙对应于对颌两牙,上下颌牙前后交错。正常时上颌尖牙的牙尖顶对应着下颌尖牙的远唇斜面及唇侧远中缘,下颌尖牙的牙尖顶,对应着上颌尖牙的近舌斜面及舌侧近中缘;上颌第一磨牙的近颊尖对着下颌第一磨牙的颊面沟,下颌第一磨牙的近颊尖对着上颌第一磨牙与第二前磨牙之间的殆(侧)楔状隙。

上下牙的这种对位关系的意义在于:一方面可使上下牙具有最广泛的接触面积,从而有利于咀嚼食物,提高咀嚼效率;另一方面,牙尖相互交错的咬合接触,既可分散殆力,避免个别牙负担过重,又不至于因对颌牙缺失而完全丧失咀嚼功能,并在短期内不会发生移位现象。

(2)唇(颊)舌向关系。①覆殆是指牙尖交错殆时,上颌牙盖过下颌牙唇(颊)面的垂直距离。覆殆可根据下前牙咬在上前牙舌面的部位分为3度:在前牙区,上前牙盖过的部分不超过下前牙唇面的切1/3者为浅覆殆,为正常覆殆;咬在中1/3以内者为中(度)覆殆;咬在颈1/3者为深覆殆,有人习惯将咬在牙龈上称为重度深覆殆。②覆盖是指牙尖交错殆时,上颌牙盖过下颌牙的水平距离。在前牙区,上颌切牙切缘到下颌切牙切缘的水平距离在2~4 mm以内为正常覆盖,超过者为深覆盖。深覆盖根据下切牙咬在上切牙舌侧的具体部位分为3种类型:下切牙咬在上切牙的切1/3之内,为浅覆盖;1/3~2/3为中(度)覆盖;2/3以上为深覆盖。③覆𬌗与覆盖关系存在的意义:一方面扩大了咀嚼面积,提高了咀嚼效能;另一方面使唇、颊及舌侧的软组织得到保护而不至于被咬伤。④切道及切道斜度:切道是指在咀嚼运动过程中,下颌前伸到上下颌切牙切缘相对后返回到牙尖交错𬌗的过程中,下颌切牙所运行的轨道。切道斜度的大小受覆𬌗与覆盖的影响,即覆盖越大切道斜度反而越小,覆𬌗越深则切道斜度越大。故切道斜度与覆盖呈负相关,与覆𬌗呈正相关。

前牙覆𬌗、覆盖关系分类:根据前牙的覆𬌗、覆盖关系,可以将牙尖交错𬌗分为如下6种。①正常覆𬌗、覆盖。②深覆𬌗。③深覆盖。④对刃𬌗:指牙尖交错𬌗时,上下牙切缘接触,覆𬌗、覆盖均为零的前牙咬合关系。该种𬌗型对切割功能及面形均有一定程度的影响。⑤反𬌗:牙尖交错𬌗时,下前牙咬在上前牙之前,覆盖为负值。该𬌗型对切割功能、面型、唇齿音的发音等有较大的影响。⑥开𬌗:牙尖交错𬌗时,上下牙列部分前牙甚至前磨牙均不接触,上下牙切缘之间在垂直方向有空隙。

后牙覆𬌗、覆盖关系分类:①正常覆𬌗、覆盖,上牙列包盖在下牙列颊侧,同时下牙列包盖在上牙列舌侧,上、下颌牙尖交错嵌合,密切接触。②后牙反𬌗,表现为下后牙的颊尖咬在上后牙颊尖的颊侧。③锁𬌗,表现为上后牙的舌尖咬在下后牙颊尖的颊侧。④反锁𬌗,表现为下后牙的舌尖咬在上后牙颊尖的颊侧。

2.垂直向关系

牙尖交错𬌗正常时,下颌前牙切端的唇侧与上颌前牙舌面接触,上颌前磨牙的舌尖与下颌同名前磨牙的远中边缘嵴区域接触,下颌前磨牙的颊尖与上颌同名前磨牙的近中边缘嵴区域接触,上颌磨牙的舌尖和下颌同名磨牙的窝或边缘嵴区域相接触,下颌磨牙的颊尖与上颌同名磨牙的窝或边缘嵴区域相接触,特别需要指出的是,正常𬌗,上颌磨牙的近舌尖与下颌同名磨牙的中央窝相接触,下颌磨牙的远颊尖与上颌同名磨牙的中央窝相接触。

牙尖交错𬌗时,上、下颌牙的𬌗面关系可以有尖与窝、尖与沟、尖与隙以及牙尖斜面与牙尖斜面等突面结构之间的多种并存的咬合接触形式,关于各种咬合接触的特点及其生理病理意义的研究,已发展成为一门新兴的学科——𬌗学,进行全面系统的阐述。

3.牙尖交错𬌗的正常标志

根据以上牙尖交错𬌗基本形态特征的描述,临床上判定牙尖交错𬌗是否正常,常参考以下标志。

(1)上、下牙列中线对正(当不存在牙列拥挤时),正对着上颌唇系带。

（2）除上颌最后一个磨牙及下颌中切牙外,每个牙都与对颌的两牙相对应接触。

（3）尖牙关系正常,即上颌尖牙的牙尖顶对应着下颌尖牙的远唇斜面及唇侧远中缘,下颌尖牙的牙尖顶,对应着上颌尖牙的近舌斜面及舌侧近中缘。

（4）第一磨牙关系为中性关系,即上颌第一磨牙的近颊尖正对着下颌第一磨牙的颊面沟,下颌磨牙的近颊尖对着上颌第一磨牙与第二前磨牙之间的𬌗（侧）楔状隙。

（5）前、后牙的覆𬌗和覆盖关系正常。

（二）前伸𬌗与侧𬌗

1.前伸𬌗
前伸𬌗指下颌前伸至与上、下切牙切刃相接触的咬合状态。

2.侧𬌗
下颌向左侧或右侧做咬合运动,所向侧为工作侧。

（三）𬌗型

在自然牙列中,根据上、下颌牙的接触情况,可分为单侧平衡𬌗和双侧平衡𬌗两种𬌗型。

1.单侧平衡𬌗
单侧平衡𬌗可分为尖牙保护𬌗和组牙功能𬌗。

（1）尖牙保护𬌗:以尖牙做支撑,对其他牙起到保护作用。在自然牙列,下颌行使侧方咀嚼运动过程中,由下颌尖牙的唇面沿着上颌尖牙的舌面运动,并对下颌的运动起制导作用,此时全部后牙脱离𬌗接触,当下颌回到牙尖交错位时,全部后牙才发生一致性的𬌗接触,食物才被压碎及磨细。尖牙行使侧方咬合之初为非轴向的𬌗力,而后牙承受的是接近轴向的𬌗力。

尖牙具有单独承受非轴向的𬌗力而不使牙周组织遭受损伤的能力,是因为尖牙具有自身的优势:①尖牙位于牙列转弯处,在咀嚼运动中属于第三类杠杆,重臂长,故在尖牙处𬌗力已明显减弱。②尖牙有粗壮而长大的牙根,因此支持𬌗力的牙周膜面积大。③尖牙有比任何牙都占优势的冠根比例。④尖牙的牙周膜有丰富的感受器,对刺激感受敏感,能不断地及时做出调整反应。

（2）组牙功能𬌗:在行使咀嚼运动过程中,工作侧上下牙成组的接触。这些牙共同承担在咀嚼运动过程中产生的非轴向𬌗力。特点:在侧方咬合时,工作侧上下后牙均保持接触,而非工作侧上下后牙不接触;在前伸切咬时,上、下颌前牙切缘相对而产生咬合接触,后牙则不接触。

组牙功能𬌗型者咀嚼面积大,虽然承受非轴向的𬌗力,但是以组牙的形式行使功能,可使𬌗力分散,减轻个别牙的负担,从而对牙及牙周组织的健康起保护作用。

2.双侧平衡𬌗

根据𬌗位的不同,可分为正中𬌗平衡、前伸𬌗平衡与侧方𬌗平衡。

(1)正中𬌗平衡:在牙尖交错位时,上、下颌后牙间存在着广泛而均匀的点、线、面的接触,前牙间轻轻接触或不接触。

(2)前伸𬌗平衡:在牙尖交错位时,下颌前伸至前牙切缘相对,后牙保持𬌗接触关系为三点、多点或完善的接触𬌗平衡。

(3)侧方𬌗平衡:下颌做侧方咀嚼运动时,工作侧和非工作侧均有𬌗接触,在非工作侧牙的接触亦分为三点、多点或完善的接触𬌗平衡。

三、颌位

颌位即下颌的位置,是指下颌骨相对于上颌骨或下颌骨相对于颅骨的关系。

(一)牙尖交错位

1.定义

牙尖交错𬌗时下颌骨相对于上颌骨或颅骨的位置,称为牙尖交错位,它是以牙尖交错𬌗为前提,并随牙尖交错𬌗的变化而变化的下颌位置。无论牙尖交错𬌗为何种形态,它所确定的颌位就是牙尖交错位,故又称为牙位。

与牙尖交错𬌗类似,牙尖交错位曾被称为正中𬌗位,这一名词是不够确切的,故现已将正中𬌗位一词改为牙尖交错位。

2.牙尖交错位正常的标志

常用来描述下颌位置的变量有两个:髁突在下颌窝中的位置和上下牙的咬合对应关系。牙尖交错位时这两个参考标志的特点如下所述。

(1)颞下颌关节:髁突在下颌窝中基本处于中央位置,即关节的前、后、上间隙基本相等。髁突的关节前斜面、关节盘中带、关节结节后斜面,三者之间密切接触,双侧髁突形态和位置对称,关节内压力正常。

(2)咬合关系:首先需要有正常的咬合垂直高度,在正常垂直高度状态下,上、下牙的牙尖交错,接触广泛而紧密,具有正常的牙尖斜面引导作用,即当下颌自然闭口至上、下牙尖接触时,由于牙周膜本体感受器的反馈调节作用,咀嚼肌做相应的收缩,下颌牙沿着上颌牙的牙尖斜面的引导,很自然而且稳定地进入牙尖交错位。

下颌位置的维持需要有肌肉的收缩来完成,左、右两侧颌肌相对平衡的收缩作用,对于维持正常的牙尖交错位起着重要的作用,因此通常也将下颌骨的对称运动中,双侧咀嚼肌收缩对称、有力,作为牙尖交错位正常的重要标志之一。

3.牙尖交错位的特点

牙尖交错位以牙尖交错𬌗为依存条件,牙尖交错𬌗有异常变化,如某些错𬌗、多个牙缺失、𬌗面重度磨耗等,均可使牙尖交错位发生改变。牙尖交错位随牙尖交错𬌗的存在而存在,随牙尖交错𬌗的变化而变化,随牙尖交错𬌗的丧失而丧失。

4.牙尖交错位正常的意义

牙尖交错位是下颌的主要功能位,其咀嚼、言语、吞咽等功能活动,均与牙尖交错位关系密切;且牙尖交错位是最易重复的下颌位置,临床上可作为许多检查、诊断和治疗的基准位;牙尖交错位正常,则双侧咀嚼肌可发挥相对均衡、对称的收缩力,有利于下颌的各种口腔功能运动的协调与稳定,对于防止运动时产生的创伤作用,具有积极的意义。

(二)后退接触位

1.定义

从牙尖交错位开始,下颌还可以向后下移动少许(1 mm 左右),此时,后牙牙尖斜面部分接触,前牙不接触,髁突位于其在下颌窝中的最后位置,从该位置开始,下颌可以做侧向运动,下颌的这个位置称为后退接触位,是下颌的生理性最后位。

2.后退接触位的形成机制

下颌能从牙尖交错位退至后退接触位,主要是由以下诸因素决定的。

(1)髁突后方关节窝内为软组织结构,具有一定的缓冲空间,使得髁突向后移动具有可能性。

(2)颞下颌关节韧带具有一定的可让性,它对髁突向后的运动,有一定的限定作用,同时也具有一定的缓冲范围,设想如果该结构不是韧带,而是骨性结构,那么这种硬组织结构是不可能允许髁突向后移动的。可见,在一定程度上,是颞下颌韧带(主要是其水平部)决定了下颌能够向后方做一定的运动,以及其移动的幅度,故有人将下颌的后退接触位称为韧带位。

(3)肌肉收缩是各种运动所必不可少的,下颌从牙尖交错位向后下运动至后退接触位的过程中,以及该位置的维持,主要由颞肌后束和二腹肌前腹、下颌舌骨肌、颏舌骨肌等舌骨上肌收缩而实现。

3.后退接触位的意义

由于后退接触位属于韧带位,为物理性定位,重复性好,当全口牙或大多数牙缺失后。以牙尖交错𬌗为前提的牙尖交错位也就丧失,或失去了其明确的标志,但此时后退接触位仍然存在,临床在修复缺牙过程中,可以以后退接触位作为取得牙尖交错位的参考位。

后退接触位是吞咽时下颌经常到达的位置,有报告证实,咀嚼硬物时下颌常到达此位。因此,后退接触位也是下颌的功能位之一。另外有学者指出,颞下颌关节紊乱症患者,移位的比例增高,后退时单侧后牙接触的比例增高,因此检查后退接触位存在或正常与否,对于颞下颌关节紊乱症的检查、诊断与治疗,也具有重要的价值。

4.获取后退接触位常用的方法

有被动法与主动法两种。被动法即用双手托住受试者的下颌,两拇指放在下唇中央下方,嘱受试者放松,然后轻推其下颌向后,一旦受试者取得该位,令其认真体会,即可自己重复。主动法即向受试对象说明下颌后退的要领,让其反复练习,一般练习几次后就可达到后退接触位,并能自如重复。可以请受试者尽量向后仰头,然后轻轻闭口,注意有意使下颌后缩,当后牙一有接触,便停止闭口运动,保持该位,此即后退接触位,反复练习即可自如重复。

(三)下颌姿势位

1.定义

当人直立或端坐,两眼平视前方,不咀嚼、不吞咽、不说话,下颌处于休息状态,上下牙不接触时,下颌所处的位置称为下颌姿势位。

2.下颌姿势位特点

下颌姿势位时,上、下牙均无接触,上、下颌牙之间自前向后有一个楔形间隙,前端大而后端小,称之𬌗间隙或息止𬌗间隙,𬌗间隙的前端上、下切牙切缘之间的距离比覆𬌗小 1~3 mm,也有学者报道为 2~4 mm 或 2~5 mm。下颌姿势位时,双侧髁突位于关节窝的中央略向前下的位置,双侧颞肌、咬肌、翼外肌上头均有电位活动,颞肌的电位活动最为明显。

3.垂直距离与𬌗间隙

垂直距离通常是指下颌在下颌姿势位时面下 1/3 的高度,临床上以鼻底到颏下点的距离来表示。但有学者将牙尖交错𬌗时的面下 1/3 高度,也称为垂直距离。在下颌姿势位时,存在于上、下颌牙齿之间前大后小的楔形间隙,称为息止𬌗间隙,简称𬌗间隙。一般来说,在正常的垂直距离情况下,颌面部诸肌的张力适度,表情自然,能发挥最大的咀嚼功能。

垂直距离在口腔修复、正畸以及正颌外科等口腔临床医疗工作中非常重要,因为它不仅关系到面容、发音、咀嚼等功能的恢复情况,而且如果在进行治疗时没有正确确定垂直距离,还可造成牙的支持组织的损伤,出现疼痛、局部骨质吸收以及颞下颌关节紊乱症等疾病。因此确定正常的垂直距离,在恢复咬合的治疗中非常重要。临床上常以面中 1/3 的距离做对比参考,也常见以眼外眦到口角的距离做参考者。

4.下颌姿势位的形成机制

下颌姿势位是升颌肌对抗下颌骨本身的重量所保持的下颌位置,其形成机制的实质是升颌肌的牵张反射——下颌骨因其本身的重量而下垂,使升颌肌的肌纤维被拉长,刺激了升颌肌中的牵张感受器肌梭,通过神经系统的反馈调节,使升颌肌轻度收缩,以对抗下颌骨的重力下垂作用。因此,升颌肌的牵张反射调节,是形成下颌姿势位的主要机制。此外,牙周组织、颞下颌关节囊与关节韧带中的本体感受器对升颌肌的神经反馈调节,软组织的弹性与黏滞性,对下颌姿势位的保持也起着一定的作用。

5.下颌姿势位的意义

下颌姿势位有其重要的生理意义,在此位时,上、下牙不接触,从而避免了非咀嚼性磨损,牙周及颞下颌关节组织基本不承受负荷,口颌肌比较放松,这是维持口颌系统健康所必需的。如果不咀嚼时上、下牙持续咬合数分钟,就会令人感到疲劳不适,咀嚼肌酸胀甚至出现疼痛。实际上正常人在 24 小时内,上、下牙接触的时间总共才十几分钟。紧咬牙或磨牙症患者,在非咀嚼情况下,如夜间睡眠状态下,也保持上、下牙的密切接触或接触运动,这不仅可造成牙的严重磨损,而且增加了牙周组织、咀嚼肌以及颞下颌关节的负荷,对口颌系统有关组织结构,都会造成不同程度的损害。因此,保持下颌姿势位的相对稳定及正常的𬌗间隙是十分重要的。

下颌姿势位主要是靠肌张力和下颌骨重力的平衡来维持的,因此并非恒定不变。头位的改变、下颌骨重量的改变(如缺牙、牙磨损、戴义齿等)、口颌肌的功能状态、精神心理因素调节下的神经系统活动的变化等,均可对下颌姿势位产生影响。但是,在正常条件下,在相当长的一段时间内,下颌姿势位又是相对稳定的,而且下颌姿势位并不以上、下颌牙的咬合为存在条件,因此,在全口牙缺失因总义齿修复而确定颌位时,下颌姿势位可以作为恢复牙尖交错位的重要参考颌位。

(四)3个基本颌位的关系

1.后退接触位与牙尖交错位

从后退接触位，下颌向前上移动约 1 mm 左右到达牙尖交错位，这两个颌位的关系主要为水平方向的关系。在此移动过程中，下颌无偏斜或偏斜<0.5 mm，双侧后牙均匀对称接触，无单侧的咬合性接触，通常将这两个颌位之间的这种无偏斜的以前后向为主的位置关系，称为"长正中"，意在从牙尖交错位向后退，或从后退接触位向前伸的对称性运动过程中，下颌相对于上颌始终处于正中的位置，没有偏斜或侧重。长正中的存在，可使下颌在进入牙尖交错位时的最大𬌗力得到一定的缓冲，有利于保护牙周组织及颞下颌关节、咀嚼肌等组织结构的健康。因此，长正中是正常生理现象。如果在此移动过程中仅单侧后牙接触，或移动时下颌有较大的左右偏斜，则说明有后退有咬合干扰，就没有长正中。

2.下颌姿势位与牙尖交错位

从下颌姿势位，下颌向前上移动 1～3 mm 到达牙尖交错位，这两个颌位主要表现为垂直方向的关系。在移动过程中，如向上的距离<1 mm，或有向后移动或过度地向前移动，以及出现左、右方向的移动时，表明可能存在颌位或肌肉功能的异常。

第三节　颌面部的解剖生理

口腔颌面部位于头颅下前方，是机体的主要显露部分，为面部的一部分。所谓面部系指上至发际，下达下颌骨下缘，两侧至下颌支后缘的部位。通过以眉间点的水平线为界，颌面部系指面部眉间点水平线以下的部位，由颌骨、颞下颌关节，涎腺及周围的软组织构成。具有咀嚼、消化、吞咽、呼吸、言语、表情等功能。

一、颌骨

(一)上颌骨

上颌骨为颜面部中 1/3 最大的骨。左右各一，互相对称，它与邻骨连接，参与眼眶底、口腔顶、鼻腔底及侧壁、颞下窝和翼腭窝前壁、翼上颌裂和眶下裂的构成。上颌骨外形极不规则,由四突(额突、颧突、牙槽突、腭突)及一体(上颌骨体)所组成。

1.四突

(1)额突为坚韧细长的骨板,上缘与额骨连接。其内外缘分别与泪骨及鼻骨连接。额突参与泪沟的构成,若上颌骨骨折累及鼻腔及眶底时,应仔细复位,以保证鼻泪管的通畅。

(2)颧突为锥体形,位于上颌骨外上方与颧骨相连,向下与第一磨牙区的牙槽嵴构成颧牙槽嵴。

(3)牙槽突又称牙槽骨,是上颌骨包在牙根周围的突起部分,每侧牙槽突上有 7~8 个牙槽窝容纳牙根。两侧牙槽突在正中线结合形成马蹄形的牙槽骨弓。牙槽窝的形态、大小、数目和深度与所容纳的牙根相适应。其中以尖牙的牙槽窝最深,磨牙的牙槽窝最大。前牙及前磨牙区牙槽突的唇、颊侧骨板薄而多孔,有利于麻醉药渗入骨松质内,达到局部浸润麻醉目的。

(4)腭突为水平骨板,前部较厚,后部较薄,与对侧腭突在正中线相接,形成腭正中缝。腭突后缘与腭骨水平板连接构成硬腭,是固有口腔的顶部和鼻腔的底部。腭突下面在上颌中切牙的腭侧、腭正中缝与双侧尖牙的连线交点上有切牙孔,向上后通入两侧切牙管,有鼻腭神经及血管通过。鼻腭神经阻滞麻醉时,麻醉药即可注入切牙孔或切牙管内。

2.上颌骨体(一体)

上颌骨的中央部,分前外、后、上、内四个面。体内的空腔为上颌窦。

(1)前外面又称脸面,为上颌窦前壁。上界为眶下缘,眶下缘中点下方约 0.5 cm 处为眶下孔,眶下神经及血管通过此孔。眶下孔的下方骨面呈浅凹形称尖牙窝,该处骨壁菲薄,常是上颌窦开窗术及眶下间隙切开引流手术的切口标志。下界为牙槽突底部,内界为鼻切迹,外界为颧牙槽嵴。

(2)上面又称眶面,平滑呈三角形,构成眶下壁之大部。眶下沟向前延伸成眶下管,开口于眶下孔。眶下神经从眶下管内通过,沿途发出上牙槽前、中神经,经上颌窦前壁和外侧壁分布到前牙和前磨牙。

(3)后面又称颞下面,其参与颞下窝和翼腭窝前壁的构成,后下方骨面微凸呈结节状,称为上颌结节。后面中部有 2~3 个小孔,为上牙槽后神经血管所通过。上牙槽后神经和血管由此进入上颌骨,是进行上颌结节注射麻醉的重要标志。

(4)内面又称鼻面,构成鼻腔的外侧壁,上颌窦开口于中鼻道。施行上颌窦根治术和上颌骨囊肿摘除时,可在鼻道开窗引流。

上颌骨骨质疏松,血液供应丰富,因此上颌骨骨折出血较多,但较下颌骨易于愈合。上颌骨骨髓炎远较下颌骨为少见,且多局限(图 3-5)。

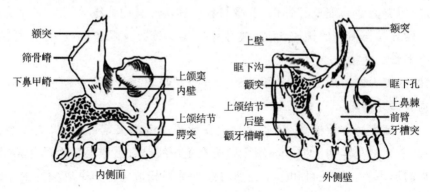

图 3-5　上颌骨

上颌骨存在骨质疏密、厚薄不一、连接骨缝多、牙槽窝的深浅、大小不一致等因素,从而构成解剖结构上的一些薄弱环节或部位,这些部位常是骨折的好发部位。

(二)下颌骨

下颌骨是颌面部下 1/3 唯一可活动、两侧对称而又坚实的骨骼,在正中线融合成弓形。下颌骨分水平部和垂直部。水平部为下颌骨体,垂直部为左、右两下颌支。

1.下颌骨体

下颌骨体可分为内、外两面及上、下两缘。两侧下颌骨体在中线连接而成颏联合。

(1)外面:两侧下颌骨体相连接的外下方骨隆起为颏结节。位于前磨牙下方,下颌骨体上、下缘之间有一孔,称颏孔。颏神经及血管通过此孔。颏孔的位置可随年龄的增长而逐渐上移和后移。成年人颏孔多朝向后、上、外方,颏神经麻醉颏孔注射法时应注意此方向。外斜线起自颏结节经颏孔下方,自前向后上斜行,止于升支前缘外下方的一线性骨嵴,其上有下唇方肌和三角肌附着。

(2)内面:两侧下颌骨体相连接的中央有一骨隆起为颏棘,可分上、下颏棘,分别有颏舌肌、颏舌骨肌附着。从颏棘斜向上方有一骨嵴,称内斜线,是下颌舌骨肌之附着线。内斜线上方、颏棘两侧有舌下腺窝,与舌下腺相邻;内斜线下方、中线两侧近下颌骨下缘处,有不明显的卵圆形陷窝,称二腹肌窝,是二腹肌前腹的起点,二腹肌窝的后上方又有颌下腺窝与颌下腺相接。

(3)上缘:上缘骨质疏松,称牙槽突;中有排列整齐,容纳牙根的牙槽窝,是颌骨牙源性感染的好发部位。下颌骨牙槽突内、外骨板均由较厚的骨密质构成,除切牙区外,很少有小孔通向其内的骨松质。下颌拔牙及牙槽骨手术时,除切牙区可采用浸润麻醉外,一般均采用阻滞麻醉。

(4)下缘:又称下颌底,外形圆钝,较长于上缘,骨质致密且圆厚,抗压力强,为下颌骨最坚实处,是面部表面解剖主要标志之一。

2.下颌支

下颌支又称下颌升支,是下颌骨的垂直部分,略呈长方形,分内、外两面,上、下、前、后四缘和两突,即髁状突与喙突。

(1)内面:在下颌升支内面中央有一漏斗状骨孔即为下颌孔,是下牙槽神经、血管进入下颌管的入口,其开口处与下颌磨牙𬌗面等高。

(2)外面:呈扁平状表面粗糙,大部分为咬肌所附着。下颌支后缘与下颌体下缘相接处称下颌角,有茎突下颌韧带附着。

(3)下颌支上缘较薄,前有喙突,有颞肌附着;后有髁状突,分头、颈两部分,颈部有翼外肌附着。髁状突与颞骨的关节窝构成颞下颌关节。喙突与髁状突之间有深的切迹,称下颌切迹。下颌支后缘与下缘相交而成的部分为下颌角,有茎突下颌韧带附着。角前凹陷处称角前切迹,有颌外动脉绕过。

下颌骨为颌面部诸骨体中,体积最大、面积最广、位置也最为突出;髁状突颈部、下颌角、颏孔、正中联合等处比较薄弱处,为骨折的好发部位。骨折后,由于周围肌肉的收缩牵拉,常造成骨折片的明显移位;下颌骨血液供应较上颌骨差,故骨折的愈合速度也较上颌骨慢,发生骨髓炎较上颌骨多见且严重(图3-6)。

二、肌肉

颌面部肌肉可分为表情肌和咀嚼肌两部分,具有咀嚼、语言、表情和吞咽等功能。

(一)表情肌

主要肌肉有眼轮匝肌、口轮匝肌、上唇方肌、下唇方肌、额肌、笑肌和颊肌等。表情肌的解剖生理特点:面部表情肌多薄而短小,收缩力弱,起自骨壁和筋膜浅面,止于皮肤。肌肉纤维多围绕面部孔裂,如眼、鼻和口腔,排列成环形或放射状。当表情肌收缩时,牵引额部、眼睑、口唇和颊部皮肤活动显露各种表情。由于表情肌与皮肤连接紧密,故当外伤或手术切开皮肤和表情肌后,创口常裂开较大,应考虑沿肌纤维行走的方向给予逐层缝合,以免引起术后内陷瘢痕。面部表情均受面神经支配,如果面神经受到损伤,则引起面瘫,造成面部畸形。

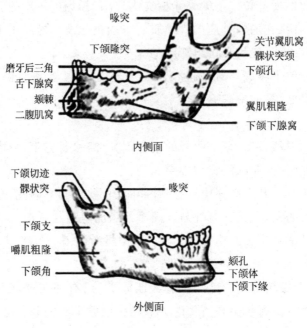

图 3-6　下颌骨

(二)咀嚼肌

主要附着在下颌骨上,当其收缩时可引起开口、闭口和下颌骨的前伸与侧方运动。可分为闭口和开口两组肌群和翼外肌。咀嚼肌的运动主要受三叉神经下颌神经的前股纤维支配。

1.闭口肌群(升颌肌)

主要附着在下颌角和下颌升支的内、外两面,由咬肌、颞肌、翼内肌组成。这组肌肉强大而有力,当收缩时,使下颌骨上升,口闭合,上、下牙齿拾面接触。

(1)咬肌:起自颧骨和颧弓下缘,止于下颌角和下颌支外侧面,为一块短而厚的肌肉,其作用为牵拉下颌向上前方。

(2)颞肌:起自颞骨鳞部的颞窝,通过颧弓深面,止于冠突。颞肌是一块扇形而强有力的肌肉,其作用是牵引下颌骨向上,微向后方。

(3)翼内肌:翼内肌是咀嚼肌中最深的一块,位于下颌支内侧面呈四边形的厚肌,在形态与功能上与咬肌相似,但比咬肌力量弱。其功能为使下颌骨向上,司闭口,并协助翼外肌使下颌前伸和侧方运动。

(4)翼外肌:位于颞下窝,大部分位于翼内肌的上方,起端有上、下两头,上头起于蝶骨大翼之颞下嵴及其下方之骨面;下头起自翼外板之外面,两头分别止于下颌关节盘前缘和髁突颈部。在开口运动时,可牵引下颌骨前伸和侧向运动。

2.开口肌群(降颌肌)

由二腹肌、下颌舌骨肌、颏舌骨肌组成。各肌分别附着在舌骨和下颌骨体上,共同构成肌性口底。其总的牵引方向是使下颌骨向下后方。当其收缩时,使下颌骨体下降,口张开,上、下牙齿殆面分离。

(1)二腹肌:位于下颌骨下方,前腹起自下颌二腹肌窝,后腹起自颞骨乳突切迹,前后腹在舌骨处形成圆腱,止于舌骨及其大角。作用是提舌骨向上或牵下颌骨向下。

(2)下颌舌骨肌:位于二腹肌前腹上方深面,起自下颌体内侧下颌舌骨线,止于舌骨体。作用是提舌骨和口底向上,并牵引下颌骨向下。

(3)颏舌骨肌:位于下颌舌骨肌的上方中线的两侧。起自下颌骨颏下棘,止于舌骨体。作用是提舌骨向前,使下颌骨下降。

三、血管

(一)动脉

颌面部血液供应特别丰富,主要来自颈外动脉的分支,有舌动脉、颌外动脉、颌内动脉和颞浅动脉等。分支间和两侧动脉之间彼此吻合成网状,外伤及手术可引起大量出血,压迫止血时,还必须压迫出血动脉的近心端,才能暂时止血。由于血液供应充足既能促进伤口愈合又能提高局部组织的抗感染力。

(二)静脉

颌面部的静脉系统分支多而细小,常常彼此之间互相吻合成网。多数静脉与同名动脉伴行,其静脉血主要通过颈内、外静脉回流至心脏。常分为深浅两个静脉网。浅静脉网由面前静脉和面后静脉组成,深静脉网主要为翼静脉丛。面部静脉的特点是静脉瓣较少或无瓣膜,当肌肉收缩或挤压时易使血液反流。故颌面部的感染,特别是鼻根部与口角连线三角区的感染,若处理不当,则易逆行扩散入脑,引起海绵窦血栓性静脉炎等严重并发症。故常称此三角为面部的危险三角区。

四、淋巴

颌面部的淋巴组织极为丰富,淋巴管构成网状结构,其间有大小不一,数量不等的淋巴结群。淋巴结收纳来自口腔颌面部不同区域的淋巴液,汇入淋巴结,共同构成颌面部的重要防御系统。正常情况下,淋巴结小而柔软,不易触及,但当某淋巴结所收容的范围内有炎症或肿瘤时,相应的淋巴结就会发生肿大,变硬而可被触及。急性炎症时伴有明显压痛,故淋巴结对炎症、肿瘤的诊断治疗及预后都有重要的临床意义。

五、神经

与口腔颌面部有关的主要神经有运动神经和感觉神经。

(一)运动神经

主要有面神经、舌下神经和三叉神经第三支的前股纤维。

1.面神经

面神经为第Ⅶ对脑神经,是以运动神经为主的混合性脑神经。它含运动、味觉和分泌纤维,管理颌面部表情肌的运动、舌前 2/3 的味觉和涎腺的分泌。

(1)运动纤维:起自脑桥的面神经核。面神经的颅外段穿过腮腺分布于颜面,分 5 支,即颞支、颧支、颊支、下颌缘支和颈支。各支在腺体内吻合成网,出腺体后呈扇形分布,支配面部表情肌的活动。由于面神经与腮腺的关系密切,腮腺病变可影响面神经,使之发生暂时性或永久性的麻痹。在面部做手术时应了解面神经各分支的走行,以免损伤造成面部畸形的严重后果。

(2)味觉纤维:面神经的鼓索支含味觉纤维,分布于舌前 2/3 的味蕾,司味觉。

(3)分泌纤维:来自副交感的唾液分泌纤维,起自脑桥的上涎核,到蝶腭神经节及颌下神经节,交换神经元后分别至泪腺、舌下腺、颌下腺、腭及鼻腔黏膜的腺体。

2.舌下神经

舌下神经是第Ⅻ对脑神经,分布至所有的舌肌,支配舌的运动。支配除舌腭肌以外的全部舌内、外肌,腭舌肌由迷走神经的咽支支配。

3.三叉神经第三支

三叉神经第三支即下颌神经的前股发出的运动神经,分布于咬肌、颞肌、翼内肌和翼外肌、鼓膜张肌、腭帆张肌、二腹肌前腹和下颌舌骨肌。

(二)感觉神经

感觉神经主要为三叉神经,是第Ⅴ对脑神经,为脑神经中最大者,起于脑桥臂,司颌面部的感觉和咀嚼的运动。三叉神经的感觉神经,自颅内三叉神经半月节分出 3 支:第一支为眼神经;第二支为上颌神经;第三支为下颌神经。其中上、下颌神经与口腔关系最为密切。

1.上颌神经

自半月神经节发出,由圆孔出颅,入翼腭窝、眶下裂、眶下沟、眶下管、出眶下孔后称眶下神经。一般将上颌神经分为 4 段,即颅内段、翼腭窝段、眶内段和面段。其分支为颧神经、蝶腭神经、上牙槽后神经、上牙槽中神经和上牙槽前神经。

2.下颌神经

含有感觉纤维和运动纤维的混合神经,是颅内三叉神经半月节发出的最大分支。下颌神经出卵圆孔后,分前、后两股。前股较小,主要为运动神经,分别至咬肌、颞肌和翼外肌,其唯一的感觉神经是颊长神经。后股较大,多为感觉神经,主要分支有耳颞神经、舌神经和下牙槽神经(图 3-7)。

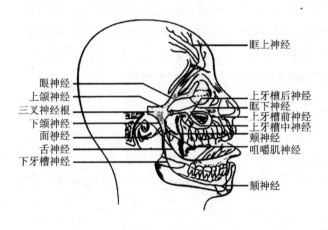

图 3-7　三叉神经

六、涎腺

涎腺又称唾液腺,分为浆液腺、黏液腺和混合腺,有湿润口腔黏膜、消化食物、杀菌、调和食物便于吞咽以及调节机体水分平衡等作用。分为大、小两种,小唾液腺又称无管腺,分布于唇、舌、颊、腭等处的黏膜固有层和黏膜下层,主要为黏液腺。大的唾液腺有 3 对,即腮腺、颌下腺和舌下腺,各有导管开口于口腔。

(一)腮腺

腮腺是涎腺中最大的一对,属浆液腺。位于两侧耳垂前下方和颌后窝内。腮腺由浅叶、深叶和峡部组成。腮腺导管长 5~7 cm,管腔直径约 3 mm,在腺体前缘近上端发出,行至嚼肌前缘时呈现直角向内穿过颊肌,开口正对上颌第二磨牙的颊黏膜上。

(二)颌下腺

颌下腺为混合腺,以浆液为主。位于颌下三角内呈扁椭圆形,腺体深层延长部,经下颌舌骨肌后缘进入口底,导管长约 5 cm,行走方向从后下向前上,开口于舌系带两旁的舌下肉阜,此导管常因涎石导致炎症。

(三)舌下腺

舌下腺为混合腺,以黏液为主。位于口底舌下,由若干小腺所构成,各小腺泡有其单独的短小导管,直接开口于口底。亦有少数导管汇入颌下腺导管。由于管口较小,不易发生逆行感染,但可成为潴留性囊肿的好发部位。

(四)小唾液腺

小唾液腺是分布在口腔及口咽部黏膜下层和黏膜固有层的散在小腺体,有450～750 个。多数为黏液性小腺体,分泌物主要成分为黏蛋白。小唾液腺腺泡数量不多,每个小腺体均有一腺管直接开口于覆盖的口腔黏膜上。根据小唾液腺所在部位,分别称为唇腺、颊腺、腭腺、舌腺等。

七、颞下颌关节

颞下颌关节是颌面部唯一具有转动运动和滑动运动,左右协同统一的联动关节。具有咀嚼、吞咽、语言、表情等功能。由颞骨的下颌关节窝、下颌骨的髁状突、居于两者之间的关节盘、关节四周的关节囊和关节韧带所构成。

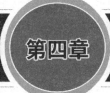

第四章　口腔黏膜疾病

第一节　口腔黏膜溃疡类疾病

一、复发性口疮

复发性口疮又称复发性口腔溃疡、复发性阿弗他溃疡,是口腔黏膜病中常见疾病。

(一)病因

本病病因复杂,目前尚不十分清楚。可能与病毒感染、细菌感染、胃肠道功能紊乱、内分泌功能失调、精神神经因素、遗传因素及免疫功能失调有关。

(二)诊断要点

1.发病特点

口腔溃疡具有明显的复发规律性,间歇期不定,每次发作可在1～2周内自行愈合;但腺周口疮愈合缓慢,可长达数月之久。

2.临床类型

(1)轻型口疮:1个或几个小溃疡,直径为 0.1～0.5 cm。散在分布于角化较差的被覆黏膜上。

(2)口炎型口疮:损害形态同轻型口疮,但数量多,十几个甚至几十个不等,且多伴有发热、困倦、颌下淋巴结肿大等。

(3)腺周口疮:深在性大溃疡,直径约 1 cm,边缘不规则隆起,中央凹陷,基底可呈结节状,愈后可留下瘢痕组织。

(三)鉴别诊断

应与白塞综合征鉴别。后者是一种病因不明,全身多个系统受损的疾病。除有反复发作的口腔溃疡外,多同时伴有眼部病变(如眼色素层炎、虹膜睫状体炎和前房积脓、视神经萎缩等)、皮肤病变(如结节性红斑、毛囊炎、疖肿等)、关节肿痛、胃肠道症状、呼吸道症状和发热、肝脾肿大、血管病变,以及脑神经损害等病变。

(四)治疗

1.局部治疗

(1)含漱:用 0.1% 依沙吖啶或 0.05%~2% 氯己定含漱,口炎型口疮可用 2%~5% 金霉素水溶液含漱。亦可用银花、野菊花、甘草各适量煎水含漱。

(2)局部吹药:用锡类散、冰硼散、白及粉吹患处,日数次。

(3)激素局部注射:用于腺周口疮。地塞米松 2 mg 加入 2% 普鲁卡因溶液 0.5~1 mL,于病变下方注射,每周 1~2 次,一般 5 次左右。

(4)超声雾化:用清热解毒、活血化瘀中药制成雾化水剂,每次 15 分钟,每天 1~2 次。

2.全身治疗

(1)维生素:口服维生素 C、B 族维生素。

(2)调整免疫功能药物:①溃疡频繁发作,数目多者,可用泼尼松每天 15~30 mg,分 3 次口服,约 5 天后逐渐减量,7~10 天内停药。②左旋咪唑 50 mg,每天 3 次,每周连服 3 天,3 个月 1 个疗程。如用药 1 个月效果不明显即停药,用药 1 周后观察白细胞数少于 $4×10^9$/L 时应停药。③转移因子,每次 1 mL,于腋下或腹股沟处做皮下注射,每周 1~2 次,10 次 1 个疗程。④胎盘球蛋白或丙种球蛋白,每次 3 mL,肌内注射,在溃疡急性期注射 1 次,必要时 1 周后重复注射 1 次。⑤厌氧棒菌菌苗,皮下注射,用于严重的腺周口疮患者。开始每次 0.5~1.0 mg,每周 1 次,如超过 1 mg 时可行多点注射,连续 1~3 个月。

(五)预防

(1)注意生活起居规律、保持心情舒畅。

(2)饮食清淡,避免辛辣等刺激。

(3)避免口腔黏膜创伤。

(4)保持大便通畅,有习惯性便秘者,宜常服蜂蜜。

二、白塞病

白塞病又称口、眼、生殖器三联征,以口腔黏膜、外生殖器黏膜和眼的损害为主要特点。

(一)病因

可能与自身免疫或微循环障碍有关。

(二)诊断要点

1.发病特点

具有周期性反复发作的规律。

2.损害特点

(1)口腔:与轻型或口炎型复发性口疮相似。

(2)眼:结膜炎、虹膜睫状体炎、角膜炎、视网膜出血,晚期可伴前房积脓。

(3)生殖器:外阴或肛周溃疡。

(4)皮肤:结节红斑、毛囊炎、痤疮样皮炎等。有针刺丘疹或脓疱等非特异性皮肤反应。

(5)其他:膝、踝、腕等关节酸痛;脉管炎;发热,肝脾肿大及消化道溃疡、颅脑神经损害等。

如出现以上损害特点(1)~(4)中 3 个或仅 2 条,而(5)中亦有 2 种症状者,即可诊为本病。

(三)治疗

局部与全身治疗参照复发性口疮的治疗。

(四)预防

(1)保持局部清洁。

(2)起居有规律,饮食宜清淡。

(3)保持心情舒畅,避免精神刺激。

三、创伤性溃疡

本病是指由长期的慢性机械创伤所引起的口腔黏膜溃疡性损害,故也称"压疮"。

(一)病因

(1)口腔内持久的机械性刺激,如不良修复体的卡环、牙托、残冠、残根等。

(2)婴儿舌系带过短,在吸吮、伸舌等动作时与下切缘长期摩擦所致。

(二)诊断要点

(1)口腔溃疡无周期性复发史。

(2)溃疡形态与邻近机械性创伤因子相互契合,病损相应部位有明显的刺激因素存在。

(3)溃疡边缘隆起,中央凹陷。

(4)去除刺激后溃疡即愈合。

(三)鉴别诊断

注意与腺周口疮、癌性溃疡及结核性溃疡相鉴别。

(四)治疗

(1)去除刺激因素,如拔除残冠、残根、修改义齿、调合等。

(2)舌系带损害,应磨改锐利切嵴。舌系带过短者,考虑行舌系带修整术。

(3)局部用 0.1% 雷弗奴尔、0.05% 氯已定或口泰含漱液含漱,再用 1% 龙胆紫、冰硼散等涂布。

(4)如有继发感染,应用抗生素。

(五)预防

(1)保持口腔卫生,预防继发感染。

(2)及时拔除残冠、残根,修整、去除不良充填、修复体等。

第二节　口腔黏膜大疱类疾病

一、天疱疮

天疱疮是一种危及生命的黏膜皮肤病,较为少见。临床可分寻常型、增殖型、落叶型和红斑型四种。其中寻常型最为多见。

(一)病因

病因不十分清楚,多认为是一种自身免疫性疾病。

(二)诊断要点

(1)寻常型:几乎都有口腔损害。除了唇部有时可见完整的水疱外,口内黏膜仅见破裂的灰白色疱壁。皮肤水疱多向周围扩大而松弛,疱壁塌陷、破裂、剥脱。损害受到摩擦时可发生疼痛。有时可并发多窍性黏膜损害。

(2)增殖型:口腔损害与寻常型相似,但在大疱破裂后剥脱面出现乳头状或疣状增生,形成高低不平的肉芽创面,有疼痛。

(3)落叶型:口腔损害少见,为浅表而小的糜烂。皮肤损害为红斑基础上的水疱,容易剥离成为落叶状的皮炎,好发于颜面及腹部。

(4)红斑型是落叶型天疱疮的局限型。主要发生在颜面的两颊与跨越鼻梁部分,呈"蝶形"落叶状损害。

(5)取新鲜完整大疱活检,可见大量松解的棘细胞。

(三)治疗

1.全身治疗

(1)首选皮质激素:用泼尼松 60～80 mg/d 或更多,至少服 6 周。症状控制后,逐渐减量至每天 10 mg 左右。疗程长短,视病情而定。

(2)免疫抑制剂:口服环磷酰胺 50 mg 或硫唑嘌呤 50 mg,每天 2 次。

(3)支持疗法:给予维生素 C 和 B 族维生素;进食困难者可输液。

(4)抗生素:继发感染者应用抗生素。

2.局部治疗

(1)含漱:用氯己定、雷弗奴尔、苏打液之类或金霉素液含漱。

(2)止痛:1％～2％普鲁卡因液饭前 10 分钟含漱。

(四)预防

(1)保持口腔清洁。

(2)流质、高蛋白饮食。

(3)坚持治疗,以防病情反复。

二、家族性慢性良性天疱疮

家族性慢性良性天疱疮又称 Hailey-Halley 病(HHD),是一种少见的常染色体显性遗传性大疱性皮肤病。该病由 Halley 兄弟于 1939 年首次报道,男女发病率大致相等,70％的患者有家族史。

(一)病因

已有研究表明,家族性慢性良性天疱疮遗传基因定位于 3q21-24,是编码高尔基体钙离子泵的 ATP2C1 基因发生突变所致。ATP2C1 基因 mRNA 在全身各组织都有表达,角质形成细胞表达量最高。

(二)临床表现

本病多于青春期以后发病,病程缓慢,病情较轻,夏季易加重。主要发病部位为颈、腋窝、腹股沟等易摩擦和创伤的部位。初起病损为红斑基础上的局限性小水疱,疱壁松弛,易破溃形成糜烂及结痂。非典型表现有水疱、丘疹、脓疱、过度角化和疣状增生等。出汗、摩擦、皮肤感染等外界因素可诱发该病或加重病情。口腔较少出现损害,程度较轻,水疱尼氏征可阳性。

(三)组织病理学检查

组织病理学检查显示,表皮内棘层松解,基底层上方裂隙及水疱形成,疱内可见棘刺松解细胞,基底层上呈倒塌砖墙样外观。

(四)治疗

本病治疗目前尚无特效方法,保持局部干燥,避免搔抓、摩擦,注意卫生,勤洗澡有助于减轻病情。大部分局部应用激素和抗生素治疗有一定疗效,严重的患者可考虑每天口服泼尼松 $20 \sim 40$ mg,能有效控制病损的扩展。其他药物如氨苯砜与泼尼松、雷公藤和抗生素联合应用能有效地控制病情。

(五)预后

预后较好。有学者分析了 27 例病史超过 20 年的患者,其中病情逐渐改善、无变化、逐渐加重的例数分别为 17 例、7 例和 3 例。

三、大疱性类天疱疮

大疱性类天疱疮(BP)是一种好发于老年人的大疱性皮肤黏膜病,临床以躯干、四肢出现张力性大疱为特点。常见于 60 岁以上老年人,女性略多于男性。预后一般较好。

(一)病因

目前多认为是一种自身免疫病,取患者大疱周围的皮肤做直接免疫荧光检查,在表皮基膜可见连续细带状免疫荧光沉积,有 IgG,部分为 IgM,少量为 IgA、IgD、IgE。约 1/4 患者有 C_3 补体沉积。引起基膜带损伤主要是 IgG,它能激活补体。血清间接免疫荧光检查,显示患者血清中有抗基膜自身抗体存在,约 70% 为 IgG 阳性。近年来对 BP 抗原研究显示,BP 存在两个相对分子质量不同的抗原,即 $BPAg_1$ 和 $BPAg_2$。$BPAg_1$ 的相对分子质量为 230×10^3,它位于基底细胞内,是构成半桥粒致密斑桥斑蛋白的主要成分。$BPAg_1$ 基因位于染色体 6Pterql5,基

因组序列约 20×10^3。$BPAg_2$ 相对分子质量为 180×10^3,是一个跨膜蛋白,具有典型胶原纤维结构。$BPAg_2$ 基因位于染色体 10q14.3,基因组序列约 21×10^3。

(二)临床表现

好发于老年人,发病缓慢,病程较长,口腔损害较少。据报道,此病 13%～33% 有口腔黏膜损害,损害程度较类天疱疮轻,疱小且数量少,呈粟粒样,较坚实不易破裂,尼氏征阴性,无周缘扩展现象,糜烂面易愈合。除水疱和糜烂外,常有剥脱性龈炎损害,边缘龈、附着龈呈深红色红斑,表面有薄的白膜剥脱,严重时可并发出血。病程迁延反复发作。皮肤损害开始可有瘙痒,继之红斑发疱,疱大小不等,大疱达 1～2 cm,疱丰满含透明液体,不易破裂,病损可局限或泛发,可发生于身体各部位,胸、腹、四肢较多见。尼氏征阴性。一般无明显全身症状。严重者伴发热、乏力、食欲缺乏等症状。病损愈合后,可遗留色素沉着。

(三)病理表现

口腔损害特点为上皮下疱,无棘层松解。结缔组织中有淋巴细胞、浆细胞、组织细胞和散在多形核白细胞浸润。直接免疫荧光检查,在基膜处有免疫荧光抗体沉积。

(四)诊断与鉴别诊断

1.诊断

本病病程缓慢,口腔黏膜损害较少见,且不严重。黏膜水疱较小而不易破裂,疱壁不易揭去,无周缘扩展现象,尼氏征阴性,破溃后较易愈合。皮肤水疱较大而丰满,伴有瘙痒。多发于老年人,但幼儿也可见。病程迁延反复,预后较好。

2.鉴别诊断

(1)天疱疮:见良性黏膜类天疱疮鉴别诊断。

(2)良性黏膜类天疱疮:口腔黏膜发生水疱、充血、糜烂等损害,以牙龈部位最多见,波及边缘龈和附着龈,类似剥脱性龈炎。口腔损害较天疱疮为轻。软腭、悬雍垂、咽腭弓等处黏膜破溃可形成粘连。眼结膜损害较为多见,可形成睑球粘连、睑缘粘连。约 1/3 的患者可有皮肤损害。组织病理为上皮下疱,无棘层松解现象。

(3)大疱性表皮松解症为先天性遗传性疾病,水疱多发生于皮肤、黏膜等易受摩擦的部位。口腔黏膜、颊、腭、舌等部位,可发生水疱和糜烂,因摩擦创伤而发生。

(4)多形性红斑:口腔和皮肤损害常见水疱或大疱发生,唇部病损较为多见,

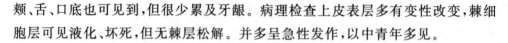

颊、舌、口底也可见到,但很少累及牙龈。病理检查上皮表层多有变性改变,棘细胞层可见液化、坏死,但无棘层松解。并多呈急性发作,以中青年多见。

(五)治疗

本病对类固醇皮质激素治疗反应较好。开始时多用较大剂量泼尼松以控制病情,30～60 mg/d,多数患者病情能够缓解。亦可采用短时间氢化可的松静脉滴注,剂量为100～300 mg/d。

有报道用免疫抑制剂、细胞毒药物治疗本病有一定效果。一般多在泼尼松治疗后,待病情缓解,开始合用硫唑嘌呤或单独用硫唑嘌呤,150 mg/d,逐步减至50 mg/d,直至最后停药。亦有泼尼松与环磷酰胺合用的报道。

(六)中医辨证

中医辨证论治基本与天疱疮相同。

四、副肿瘤天疱疮

副肿瘤天疱疮(PNP)在1990年由 Anhalt 首先报道,是一种特殊类型的天疱疮。它与肿瘤伴发,认为是一种独立性疾病。无论在临床上、病理上都有其特殊表现。

(一)病因

目前认为 PNP 属自身免疫性大疱病。在肿瘤发生时,机体的免疫功能出现异常,从而诱发机体的自身免疫反应。目前已证实 PNP 有多种抗原物质,其中之一为桥斑蛋白。

(二)临床表现

1.口腔病损

约90%的 PNP 患者有口腔病损,并可为本病的唯一表现。首发的疱性病损较少见,45%的患者仅表现为口腔广泛糜烂、溃疡,炎性充血,大量渗出物。累及颊、舌、腭、龈等多个部位。疼痛明显,影响进食。此外,PNP 患者口腔可具有多种不同的临床表现,如扁平苔藓样病损、多形红斑样、移植物抗宿主样反应等。顽固性口腔炎为其最常见的临床特征。

2.皮肤损害呈多样性

在四肢的屈侧面和躯干部可出现泛发的紫红色斑丘疹,掌趾大片状紫红斑。此外,在四肢远端可见多形红斑样皮损,在红斑基础上出现水疱或大疱。尼氏征可阳性。伴有不同程度的瘙痒。

3.其他黏膜

眼结膜糜烂、眼周皮肤红斑、外阴部糜烂。此外,患者食管、气管也可糜烂。

4.合并有良性或恶性肿瘤

与 PNP 有关的肿瘤依次为非霍奇金淋巴瘤、慢性淋巴细胞白血病、Castleman 病、胸腺瘤、分化不良的肉瘤、Waldenstrom 巨球蛋白血症、炎性纤维肉瘤、支气管鳞状细胞癌等。如为良性肿瘤,将肿瘤切除后 6～18 个月,黏膜皮肤病损可完全消退;若为恶性肿瘤,皮肤黏膜病损呈进行性加重,预后不良。

(三)病理

组织病理上同时具有天疱疮及扁平苔藓的特点。可见松解棘细胞,表皮内可见坏死性角质形成细胞为本病的组织病理特点之一。真皮浅层(或固有层)有致密的淋巴细胞及组织细胞浸润。

(四)免疫病理

(1)直接免疫荧光示棘细胞间有 IgG 沉积。

(2)间接免疫荧光显示患者血清中存有 IgG 自身抗体。

(3)PNP 患者血清抗体与膀胱上皮结合最强,此外还可与呼吸道、小肠及大肠、甲状腺上皮和肾脏、膀胱及肌肉(平滑肌和横纹肌)等多种上皮结合。以大鼠膀胱为底物行间接免疫荧光检查呈强阳性。

(五)诊断

(1)疼痛性黏膜糜烂和多形性皮损。

(2)组织病理示表皮内棘层松解、角质形成细胞坏死等。

(3)直接免疫荧光检查示 IgG 或补体表皮细胞间沉积或补体沉积于基膜带。

(4)间接免疫荧光检查示皮肤或黏膜上皮细胞间阳性染色,尚可结合于移行上皮。

(5)免疫印迹患者血清能结合 250×10^3、230×10^3、210×10^3 和 190×10^3 的表皮抗原。

(6)发现相伴的良性或恶性肿瘤。

免疫病理学检查对于副肿瘤性天疱疮的诊断具有重要意义。PNP 患者血清抗体与膀胱上皮结合最强。此外,还可与呼吸道、小肠及大肠、甲状腺上皮和肾脏、膀胱及肌肉(平滑肌和横纹肌)等多种上皮结合。以大鼠膀胱为底物行间接免疫荧光检查可作为 PNP 的过筛试验,且可通过滴度的改变监测病情的变化。对怀疑为 PNP 的患者应做全身体检,如 X 线胸片、B 超或全身 CT 检查,以寻找相伴的肿瘤。

(六)治疗

首先应积极治疗原发的肿瘤,或手术切除,或放疗、化疗。皮肤黏膜损害视病情轻重,可给予类固醇皮质激素,一般起始量为40～60 mg/d。

五、瘢痕类天疱疮

瘢痕类天疱疮又称良性黏膜类天疱疮,是类天疱疮中较常见的一型,以水疱为主要临床表现,口腔、眼结膜等体窍黏膜损害多见。口腔可先于其他部位发生,牙龈为好发部位。严重的眼部损害可影响视力,甚至造成失明。中年或中年以上发病率较高,女性多于男性。

(一)病因

一般认为,本病为自身免疫性疾病,用直接免疫荧光法检查患者的组织,在基膜区有带状的 IgG 和/或C_3 沉积所致的荧光、ISG 常见的亚型IgG_4。间接免疫荧光法检测患者血清发现有低滴度的自身抗体存在。近年来对瘢痕性类天疱疮抗原的研究显示,其位于基底细胞外半桥粒的下方,致密斑与透明斑的交界处,为一个由二硫键连接的多肽,相对分子质量$(165～200)×10^3$。

(二)临床表现

主要侵犯口腔黏膜及眼结膜。发病缓慢,病情迁延。口腔黏膜多首先受累,并可长期局限于口腔。2/3患者有眼损害,受侵严重者,可导致瘢痕粘连,甚至致盲。皮肤损害较少见。口腔黏膜主要表现为类似剥脱性龈炎样损害,牙龈为好发部位。局部充血发红水肿,形成2～6 mm的大疱或小疱,与寻常天疱疮不同,疱壁较厚,色灰白透明清亮,触之有韧性感,不易破裂。其次是疱破溃后无周缘扩展现象,疱壁不易揭起,尼氏征阴性。疱多在红斑基础上发生,疱破裂后形成与疱大小相同的红色糜烂面。如继发感染则形成溃疡基底有黄色假膜的化脓性炎症。疼痛较轻,多不影响进食。疱破溃后糜烂面愈合需2周左右,愈合后常发生瘢痕粘连。严重的病例可在软腭、扁桃体、悬雍垂、舌腭弓、咽腭弓等处造成黏膜粘连,瘢痕畸形。眼部病变可和口腔黏膜损害一起出现。病变开始时较为隐匿,早期可为单侧或双侧的反复性结膜炎,患者自觉有灼热感、异物感。伴有水疱发生,而无破溃。后结膜发生水肿,在睑、球结膜之间出现纤维粘连。也可在眼睑边缘相互粘连,可导致睑裂狭窄或睑裂消失,甚至睑内翻、倒睫以至角膜受损、角膜翳斑而影响视力。眼部水疱病损可发生糜烂或溃疡,但较少见。随着病情发展,角膜血管受阻,并被不透明肉芽组织和增殖结缔组织遮盖而使视力丧失。泪管阻塞,泪腺分泌减少。其他孔窍如鼻咽部黏膜、食管黏膜及肛门、尿道、阴道等处黏膜也可发生糜烂炎症。皮肤病损较少见,少数患者皮肤可出现红斑水疱,疱壁厚而不易破裂。破裂后呈溃疡面,以后结痂愈合,但愈合时间较长,可遗留瘢痕和色素沉着。

(三)病理

1.组织病理

组织病理为上皮下疱,基底细胞变性,致使上皮全层剥离。结缔组织胶原纤维水肿,有大量淋巴细胞、浆细胞及中性粒细胞浸润。

2.细胞病理

用直接免疫荧光法在基膜区荧光抗体阳性,呈翠绿色的基膜荧光带。

(四)诊断与鉴别诊断

1.诊断依据

口腔黏膜反复发生充血、水疱及上皮剥脱糜烂,牙龈为好发部位。疱壁较厚而不易揭去,尼氏征阴性。损害愈合后,常发生瘢痕粘连。眼可发生睑球粘连,皮肤病损较少见。组织病理检查无棘细胞层松解,有上皮下疱。直接免疫荧光检查,在基膜处可见免疫球蛋白抗体。

2.鉴别诊断

(1)天疱疮:早期常在口腔黏膜出现疱性损害,病损发生广泛。疱破后有红色创面而难愈合,疱壁易揭起,有周缘扩展现象,尼氏征阳性。组织病理检查有棘层细胞松解,有上皮内疱。细胞学涂片检查可见棘层松解细胞,即天疱疮细胞。免疫荧光检查可见抗细胞间抗体阳性,呈渔网状翠绿色的荧光带。

(2)扁平苔藓:有疱性损害或糜烂型扁平苔藓,尤其是发生于牙龈部位的扁平苔藓,与良性黏膜类天疱疮相似。应仔细观察有无扁平苔藓病损的灰白色角化斑纹。必要时应借助组织病理检查。扁平苔藓上皮基底层液化变性,胞核液化,细胞水肿,基膜结构改变。而良性黏膜类天疱疮为上皮下疱,上皮本身完好,基底层通常完整,变性较少。在扁平苔藓有时在固有层可见嗜酸染色小体(胶样小体)。

(3)大疱性类天疱疮:是少见的慢性皮肤黏膜疱性疾病,病程较长。口腔黏膜损害约占1/3病例,疱小而少,不易破溃,症状轻,多不影响进食。尼氏征阴性。本病多发生于老人,皮肤出现大小水疱,不易破裂,预后留有色素沉着。常伴有瘙痒症状。预后较好,可自行缓解(表4-1)。

表 4-1　三种大疱类疾病症状对比表

项目	寻常性天疱疮	大疱性类天疱疮	良性黏膜类天疱疮
性别	男性较多见	女性略多于男性	女性较多见、好发
年龄	中老年多发,40 岁以上多见	老年多见,60 岁以上为多	以老年为多
水疱	较小,疱壁松弛而薄,易破裂	疱较大,丰满,疱壁紧张不易破裂	小疱或大疱,疱壁较厚不易破裂,疱液清亮
好发部位	黏膜多发,可见于任何部位,口腔受损可达 100% 且严重,常先发于皮肤损害,以头、躯干为多	口腔损害较少见,约占 1/3,且较轻。皮肤损害较多见,躯干好发	口腔牙龈好发,似剥脱性龈炎,眼结膜易被累及,黏膜损害易发生瘢痕粘连,约 1/3 有皮肤损害,发于胸、腋下、四肢屈侧
尼氏征	阳性,有周缘扩展,不易愈合	阴性,多无周缘扩展,易愈合	阴性,无周缘扩展,愈合较慢
组织病理	上皮内疱,有棘层松解	上皮内疱,无棘层松解	上皮内疱,无棘层松解
免疫荧光	抗细胞间抗体阳性,呈渔网状翠绿色荧光带	基膜有免疫荧光带状抗体	基膜抗体阳性,呈翠绿色荧光带
全身状况	可伴有发热、感染,逐渐衰弱	一般较好,可有或无全身不适	良好
预后	不良	较好	好

(五)治疗

本病无特效疗法,主要采取支持疗法,保持口腔、眼等部位清洁,防止继发感染和并发症。对于病情严重患者,全身应用皮质类固醇治疗有时能收到效果。但病损只限于口腔黏膜时,则应避免全身使用皮质激素,因长期大量应用会对全身造成不良影响,并且效果也常不理想。因此常以局部应用为主,如泼尼松龙、曲安奈得、倍他米松、地塞米松等局部注射或外用。局部也可涂养阴生肌散、溃疡散等。同时应用 0.12% 氯己定溶液、0.1% 依沙吖啶溶液含漱,以保持口腔卫生和减少炎症。

(六)中医辨证

中医辨证本病为肝肾阴虚、湿热内蕴。治宜滋补肝肾,清热祛湿,健脾解毒。方药如杞菊地黄汤、五苓散、二妙丸等加减。

第三节　口腔黏膜感染性疾病

一、伪膜性口炎

伪膜性口炎是由几种球菌引起的口腔黏膜急性炎症。在口腔的病损都是以形成假膜为特点,故又称伪膜性口炎。

(一)病因

为金黄色葡萄球菌、溶血性链球菌、肺炎双球菌、草绿色链球菌等。

(二)诊断要点

(1)口腔黏膜糜烂或溃疡,病损表面形成灰白色假膜,范围大小不等,略高出黏膜表面。

(2)局部疼痛明显,无特异口臭。可伴发热、颌下淋巴结肿大等。

(3)假膜涂片或细菌培养。

(三)治疗

1.全身治疗

(1)抗菌消炎:选用广谱抗菌药物,如四环素、磺胺类药物等,或根据药敏培养结果选用合适的抗菌药物。

(2)B族维生素及维生素 C,口服。

2.局部治疗

可选用 0.25%金霉素液含漱,0.05%氯己定溶液、银花甘草煎水漱口。局部涂抹珠黄散、冰硼散等药物。疼痛明显者可用 1%普鲁卡因溶液饭前含漱。

(四)预防

(1)半流质饮食。

(2)保持口腔卫生。

(3)注意休息。

二、单纯疱疹

本病是由单纯疱疹病毒引起的一种全身性疾病而见口腔病损者。病变发生在口腔黏膜时称疱疹性口炎;发生在唇周皮肤或颊部皮肤者,称唇疱疹或颊疱疹。6 岁以下儿童好发。

(一)病因

主要为Ⅰ型单纯疱疹病毒,也有少数为Ⅱ型。通过飞沫和接触传染,全身抵抗力降低时发病。

(二)诊断要点

(1)多见于 3 岁以下的婴幼儿,有骤然发热史,体温逐渐下降后,口腔病情逐渐加重,拒食流涎,区域淋巴结肿大。

(2)唇周皮肤或口腔黏膜可见散在或成簇的透亮小疱疹。

(3)口腔内侧黏膜均可累及,黏膜呈片状充血、疼痛,其上育成簇的小溃疡,有的互相融合成较大的溃疡,边缘不齐,溃疡面覆有黄白色假膜,愈合不留瘢痕。

(4)成年患者全身反应较轻,并可复发。

(三)鉴别诊断

应与疱疹性咽峡炎、多形性红斑、手足口病等区别。疱疹性咽峡炎是柯萨奇病毒 A 引起的急性疱疹性炎症,但发作较轻,全身症状多不明显,病损分布限于口腔局部,软腭、悬雍垂、扁桃体等处,丛集成簇小水疱,疱破成溃疡,无牙龈损害,病程 7 天左右。

(四)治疗

1.全身治疗

(1)支持疗法:口服大量多种维生素。病情较重影响进食者,予以输液。

(2)抗病毒治疗:可选用盐酸吗啉胍、板蓝根冲剂之类。

(3)对反复发作者可选用丙种球蛋白 3～6 mL,肌内注射,每周 2 次。

2.局部治疗

(1)含漱:可选用 0.1％雷夫奴尔液或 3％过氧化氢漱口。继发感染者可用 0.25％金霉素溶液含漱。

(2)外涂:唇疱疹可用 0.1％碘苷或炉甘石洗剂。

(五)预防

(1)半流质饮食。

(2)适当休息。

(3)对患儿应予隔离,避免与其他儿童接触。

三、带状疱疹

本病为病毒感染性疾病。特点是剧烈疼痛,沿神经走向发生水疱、溃疡,呈单侧分布。疱疹单独或成簇地排列并呈带状。中年以上多见,无明显性别差异。

(一)病因

致病病毒为带状疱疹病毒,通过唾液飞沫或皮肤接触而进入人体,侵犯神经末梢,潜伏于脊髓神经的后结节或脑神经髓外节、三叉神经节,当机体抵抗力下降时发病。

(二)诊断要点

(1)发病迅速,病前可有发热、全身不适等前驱症状。

(2)患侧皮肤有烧灼感,神经性疼痛,继而出现小水疱,且疼痛与疱疹沿着三叉神经区域分布,损害多为单侧不超过中线。

(3)口内疱疹较易破裂而成糜烂面;皮肤疱疹破裂较缓,逐渐形成黄色结痂脱落,病程2~5周,愈合不留瘢痕。

(4)可发生历时较久的类似神经痛的后遗症,本病愈后很少复发。

(三)鉴别诊断

应与单纯疱疹、手足口病、疱疹性咽峡炎等区别。

(四)治疗

1.全身治疗

(1)抗病毒:可肌内注射板蓝根注射液,口服吗啉胍等。

(2)止痛:苯妥英钠 300 mg,或卡马西平 600~800 mg,每天分 3 次服用。

(3)注射:肌内注射维生素 B_1 或维生素 B_2,隔天 1 次。

2.局部治疗

病损局部可涂 1‰甲紫,炉甘石溶液可帮助水疱吸收、干燥、脱痂。

(五)预防

(1)保持局部清洁,避免摩擦病损部位。

(2)禁烟、酒,忌食辛辣厚味与发物。

(3)加强锻炼,提高机体免疫功能。

四、口腔结核

(一)病因

由结核杆菌通过黏膜或口周皮肤的创伤而感染。

(二)诊断要点

(1)多有全身结核病史或结核病接触史。

(2)口腔黏膜某部位见有结核性溃疡。溃疡面积较大,损害边缘不整齐,似鼠啮状。溃疡面密布粟粒状的紫红色或桑葚样肉芽肿,上覆少量脓性分泌物。

(3)病损位于鼻唇部皮肤见有寻常狼疮。一般无明显的自觉症状,损害为散在分布的数量不等的绿豆至黄豆大小的结节,且不断扩大融合,也可静止或萎缩,破溃后形成溃疡。

(4)进行胸透、血沉、结核菌素试验有助诊断。

(三)治疗

1.抗结核治疗

用异烟肼 0.1 g,口服,每天 3 次;利福平 0.45 g,顿服,疗程 6 个月以上。

2.局部治疗

0.5%达可罗宁涂布,或链霉素 0.5 g 于局部封闭。

(四)预防

(1)保持口腔清洁卫生,以防继发感染。

(2)及时去除有关的创伤因子。

五、坏疽性口炎

(一)概述

1.病因

螺旋体和梭形杆菌感染,合并产气荚膜杆菌与化脓性细菌的感染。

2.临床表现

单侧颊黏膜上出现紫红色硬结,迅速变黑脱落,遗留边缘微突起的溃疡面,向深扩展,并有大量坏死组织脱离,腐烂脱落导致"穿腮露齿",有特异性腐败恶臭,称为坏疽性口炎或走马疳。

(二)治疗

局部用 1.5%～3%过氧化氢溶液冲洗去除坏死组织;全身抗感染要给予足

量广谱抗生素,如青霉素、红霉素等,也可使用甲硝唑、替硝唑等;应给予高维生素、高蛋白饮食,加强营养,必要时可补液、输血。

六、手足口病

(一)概述

手足口病是一种儿童传染病,以手、足和口腔黏膜疱疹或破溃成溃疡为主要临床特征。

1.病因

柯萨奇 A-16 型病毒与肠道病毒 71 型感染。

2.临床表现

潜伏期为 3～4 天,多无前驱期症状,常有 1～3 天的持续低热,口腔和咽喉疼痛。发疹多在第二天,呈离心分布,多见于手指、足趾背面及指甲周围。开始为玫瑰红色斑丘疹,1 天后形成小水疱。发生于口内时极易破溃形成溃疡面,上覆灰黄色假膜。

3.诊断与鉴别诊断

根据临床表现可作出诊断(季节、临床表现、年龄),应与单纯性疱疹性口炎、疱疹性咽峡炎相鉴别。

(二)预防和治疗

1.预防

(1)隔离、消毒:及时发现疫情,隔离患者(1 周)。注意日常用品、玩具的消毒。

(2)增强机体免疫力:有接触史的婴幼儿及时注射 1.5～3 mL 的国产丙种球蛋白。

2.治疗

(1)对症治疗:注意休息和护理。口服维生素 B_1 和维生素 C。

(2)抗病毒治疗:利巴韦林,每次 200 mg,每天 4～6 次,口服;或 5～10 mg/(kg·d),每天 2 次,肌内注射,5 天为 1 个疗程。

(3)中医中药治疗:板蓝根冲剂,每次 1 包,每天 2 次,冲服。

(4)局部用药:主要用于口腔溃疡,如各种糊剂和含片。

第四节　口腔黏膜斑纹类疾病

一、口腔白斑病

(一)病因

不完全明了,可能与吸烟、白假丝酵母菌感染、缺铁性贫血、维生素 B_{12} 和叶酸缺乏有关。

(二)诊断要点

1.发病特点

(1)口腔黏膜上出现白色角化斑块。

(2)中年以上男性吸烟者易发病。

2.损害特征

(1)斑块状:白或灰白色的较硬的均质斑块,表面粗糙稍隆起。

(2)皱纸状:多见于口底或舌腹,表面高低起伏,似白色皱纹纸,基底柔软,粗糙感明显。

(3)颗粒状:充血的黏膜上有散在分布的乳白色颗粒,高出黏膜面。

(4)疣状:白色斑块或乳白色颗粒上有溃疡或糜烂,触诊微硬,破溃后发生疼痛。

(5)组织学检查:见上皮单纯性或异常增生。

(三)治疗

(1)0.3%维 A 酸软膏局部涂布。

(2)维生素 A 50 000 U,口服,每天 3 次。维生素 E 10～100 mg,口服,每天 3 次。必要时服用制霉菌素。

(3)手术:重度上皮异常增生,保守治疗 3 个月无好转者,应施行手术切除。

(四)预防

(1)保持口腔清洁卫生。

(2)去除刺激因素,戒烟。

(3)术后定期随访观察。

二、口腔扁平苔藓

本病是一种皮肤黏膜慢性表浅性非感染性炎症疾病,临床多见。可在口腔黏膜或皮肤单独发生,也可同时罹患。

(一)病因

病因尚不明确,可能与精神神经功能失调、内分泌变化、免疫功能异常、局部不良刺激,以及感染、微量元素缺乏等有关。

(二)诊断要点

(1)多见于中年以上的妇女。

(2)口腔黏膜任何部位均可发生,但以颊黏膜多见,亦可见于舌、牙龈、上腭、口底黏膜等处。

(3)病损是由白色小丘疹构成的线纹,并互相交织成线条状、网状、环状、斑块状等,多呈对称性。

(4)周围黏膜正常或见充血、糜烂、水疱等,一般无自觉症状,若有糜烂则灼痛。发生在舌背处,病损多表现为白色斑块状,表面光滑;在牙龈则见附着龈水肿、充血,上皮剥脱。

(5)活检可见扁平苔藓组织病理相。

(三)鉴别诊断

应注意与白斑、盘状红斑狼疮鉴别。

(四)治疗

1.全身治疗

(1)维生素:B族维生素、维生素 E 等。

(2)免疫调节剂:①左旋咪唑 50 mg,口服,每天 3 次。每周服 3 天,2 个月为 1 个疗程,应用时注意粒细胞及肝功能的检查。②转移因子 2 mL,皮下注射,每天 1 次,20 次 1 个疗程。③磷酸氯喹 0.25~0.50 g,每天 1 次,2~4 周 1 个疗程。

2.局部治疗

(1)清洁口腔:用 0.1%雷夫奴尔、0.05%氯己定含漱。

(2)局部用醋酸地塞米松 2 mg 或 5 mg,或醋酸泼尼松混悬液 25 mg/mL 或 15 mg/mL,加 2%普鲁卡因溶液 1~2 mL 行基底封闭,3~7 天 1 次,有助于溃疡愈合。

(五)预防

(1)注意口腔卫生。

(2)忌烟、酒、辛辣等刺激之物。

(3)去除口内不良刺激。

三、盘状红斑狼疮

本病属非特异性结缔组织疾病,以头面部皮肤、口腔黏膜红斑病损为主,可伴其他症状。

(一)病因

病因不十分清楚,一般认为与感染、过度的日光照射、遗传因素、自身免疫、精神创伤等因素有关。

(二)诊断要点

(1)病程较长,青年女性多见。

(2)病损多见于下唇唇红部。早期为暗红色丘疹或斑块,界限清楚。病情发展,损害扩大,呈桃红色,向唇周皮肤蔓延。唇红部损害最易发生糜烂,常有黑色结痂或灰褐色脓痂覆盖,周围可有色素沉着或脱色。

(3)口腔内侧黏膜损害好发于颊、舌、腭等部位,糜烂基底柔软,边缘为白色围线。

(4)发生在颧部或鼻旁蝶形损害,多为对称性,呈棕黄色或桃红色丘疹与红斑,表面粗糙,上覆角质栓或鳞屑。

(5)活检、直接免疫荧光检查有助诊断。

(三)鉴别诊断

注意与多形性红斑、天疱疮区别。天疱疮者病损限于口腔黏膜,发生较广泛,疱性损害,活检可帮助鉴别。

(四)治疗

1.局部治疗

应用激素软膏外涂,如氟轻松、地塞米松、氢化可的松等软膏。也可于病损基底处注射地塞米松 2 mL 或泼尼松混悬液,每周 1 次。

2.全身治疗

常用抗疟药磷酸氯喹,开始剂量每次 0.125～0.25 g,口服,每天 2 次。1 周后改为每天 1 次,可连服 4～6 周。症状明显好转后,逐渐减至最小维持量,每周

0.25～0.5 g 以控制病情。治疗期间定期复查血常规,白细胞数低于 $4×10^9/L$ 时应予停药。如病损较广泛其他治疗无效时,可考虑使用小剂量皮质激素,如强的松每天 15～20 mg。

(五)预防

(1)应向患者解释本病属良性过程,预后与系统性红斑狼疮不同,以减少其精神负担和心理压力。

(2)注意避免各种诱发因素,避免日光直接照射。

(3)饮食宜清淡。

四、口腔红斑

(一)概述

口腔红斑是指口腔黏膜上出现的鲜红色天鹅绒样改变,是癌前病变。

1.病因

口腔红斑病因不明。

2.临床表现

(1)均质型:病变较软,鲜红色,表面光滑,无颗粒。表层无角化,红色光亮,状似"无皮"。损害平坦或微隆起,边缘清楚,范围常为黄豆或蚕豆大。红斑区内也可包含外观正常的黏膜。

(2)间杂型:红斑的基底上有散在的白色斑点,临床上见到红白相间,类似扁平苔藓。

(3)颗粒型:在天鹅绒样区域内或外周可见散在的点状或斑块状白色角化区(此型也即颗粒型白斑),稍高于黏膜表面,有颗粒样微小的结节,似桑葚状或颗粒肉芽状表面,微小结节为红色或白色。这一型往往是原位癌或早期鳞癌。

3.诊断

组织病理学检查即可确诊。

(二)治疗

一旦确诊,应立即做根治术。

五、口腔黏膜下纤维化

(一)概述

口腔黏膜下纤维化或口腔黏膜下纤维变性是一种慢性进行性疾病。

1.病因

不明,可能与下列因素有关:咀嚼槟榔,食用辣椒,维生素缺乏,免疫力低下。

2.临床表现

有灼痛、疼痛及舌、唇麻木,口干等自觉症状。严重时张口受限,吞咽困难。初为起小水疱→溃疡→形成瘢痕。①软腭苍白或白色斑块,条索状形成,软腭缩短。②两颊黏膜灰白色,形成斑块状。③舌背及舌缘苍白,舌前伸受限,光滑舌。④唇黏膜苍白,扪及纤维条索。

3.诊断

根据生活史及口腔黏膜发白、条索状瘢痕等特征诊断。

(二)治疗

1.维A酸

有13-顺式视黄酸、芳香维A酸等药物可使用,以减轻症状。

2.手术

切断纤维条索,创面植皮,适用于严重张口受限者。

3.免疫制剂

雷公藤多苷片10 mg,每天3次,口服。

4.维生素E

维生素E 100 mg,每天2次,口服。

5.中药

活血化瘀,主药用当归、丹参、红花、川芎、赤芍药等。

6.去除致病因素

戒除嚼槟榔习惯,避免辛辣食物。

六、口腔白色角化病

(一)概述

1.病因

黏膜长期受到明显的机械性或化学性刺激。

2.临床表现

灰白色、浅白或乳白色、边界不清的斑块。可发生于口腔黏膜任何部位,以唇、颊、舌多见。病损不高出于黏膜,柔软而无任何症状。烟碱性白色角化病(烟碱性口炎),上腭因吸烟呈灰白色或浅白色损害,其间有腭腺开口而呈小红点状。

3.诊断与鉴别诊断

去除刺激因素后病变消失,病理变化为上皮过度角化或部分不全角化。应与白色水肿、颊白线、灼伤鉴别。

(二)治疗

主要去除局部刺激因素,角化严重者局部可用维 A 酸涂布。

第五节　口腔黏膜变态反应性疾病

一、多形性红斑

本病为黏膜与皮肤急性渗出性炎症病变。病损以多形性红斑、丘疹、水疱、糜烂、结痂等多种形式出现。多见于青少年。病因复杂,以变态反应为多见,有一定自限性。

(一)病因

一般认为与变态反应因素有关。发病前常有服药史,或食用异性蛋白、接触化妆品等。与季节气候因素、寒冷、灰尘、日光或微生物感染、精神情绪应激反应等亦有关。

(二)诊断要点

(1)口腔黏膜表现为红斑、水疱,破溃后常融合成片状表浅糜烂,形状不规则,疼痛明显。可伴唇部水疱渗出、结痂或脓痂。

(2)皮肤可有散在丘疹、红斑、水疱,对称性分布于颜面、耳郭、四肢与躯干等部位。典型红斑呈虹膜样(在红斑中心发生水疱而状似虹膜)或环状(在红斑边缘部分发生水疱而似环状)。

(3)发病急骤,病程短,可以复发。

(三)鉴别诊断

应注意与药物过敏性口炎、白塞综合征、天疱疮、疱疹性龈口炎等鉴别。

(四)治疗

1.全身治疗

(1)抗组织胺类药物,用苯海拉明、氯苯那敏、阿司咪唑之类,可配合10％葡萄糖酸钙加维生素 C 静脉注射。

(2)皮质激素:病重者,用泼尼松 30 mg,口服,每天 1 次,3～5 天后减量至 5 mg,每天 1 次。或静脉滴注氢化可的松。

(3)支持治疗:给予多种维生素。必要时给予输液。

2.局部治疗

(1)消炎止痛:用雷弗奴尔、氯己定或多贝液及 1%～2%普鲁卡因含漱。

(2)皮肤病损可用 5%硫黄炉甘石洗剂。

(五)预防

(1)保持口腔卫生。

(2)避免和停止可能引起变态反应的药物及食物。

二、药物性口炎

本病属Ⅳ型变态反应性疾病,病损可单独或同时见于口腔与皮肤。若有口腔病损者,根据病因不同又称接触性口炎或药物性口炎。

(一)病因

由于口腔黏膜反复接触某种物质,如牙托材料、食物、银汞合金、牙膏、唇膏等所致;或使用某些药物,如磺胺类、巴比妥类、抗生素类、镇静剂等发生变态反应所致。

(二)诊断要点

(1)有明显的病因接触史。

(2)接触性口炎潜伏期不超过 2 天。口腔黏膜充血水肿,出现水疱,糜烂渗出,上覆假膜,局部灼热疼痛。

(3)药物性口炎潜伏期初次发作稍长,随着反复发作可缩短至数小时或数分钟。口腔黏膜灼热发胀或发痒,充血水肿,渗出糜烂甚至坏死。也可合并全身皮肤损害或局限固定性色素斑,即固定性药疹。

(三)治疗

1.局部治疗

(1)消炎含漱剂:氯己定、口泰、雷弗奴尔等溶液含漱。

(2)止痛:0.5%～1%普鲁卡因液,于饭前 10 分钟含漱。

2.全身治疗

(1)抗组胺类药物:口服苯海拉明、氯苯那敏、阿司咪唑之类。

(2)10%葡萄糖酸钙溶液 20 mL 加维生素 C 1 g,静脉注射,每天 1 次。

(3)病情严重者可酌情使用泼尼松、地塞米松等皮质激素。

(4)给予大量维生素 C。

(四)预防

(1)保持口腔卫生,防止继发感染。

(2)及时去除和避免过敏原因。

三、血管神经性水肿

(一)病因

血管神经性水肿属于Ⅰ型变态反应。引起变态反应的物质如食物、药物、寒冷、情绪、感染、外伤等。

(二)诊断要点

(1)好发于口唇周围的疏松组织,上唇多于下唇。

(2)肿胀发展迅速,一般在 10 分钟内已明显,水肿区光亮潮红或接近正常色泽。

(3)局部有灼热、瘙痒感。触诊微硬而有弹性,无压痛。

(三)治疗

(1)寻找变应原,并停止接触。

(2)抗组胺类药物,如苯海拉明、氯苯那敏、阿司咪唑等。必要时使用皮质类固醇。

(3)局部涂用炉甘石洗剂止痒。

四、接触性口炎

(一)概述

过敏性接触性口炎是过敏体质者于局部接触药物后,发生变态反应引起的一种炎症性疾病。

1.病因

迟发型变态反应。

2.临床表现

接触部位轻者黏膜肿胀发红或形成红斑;重者糜烂和溃疡,甚至坏死。在接触区外,也可向邻近组织扩张。

3.诊断

根据病史及发现局部变应原,除去病因后症状很快消失。

(二)治疗

除去变应原,药物治疗见过敏性口炎。

第五章　牙体硬组织疾病

第一节　牙体急性损伤

一、牙齿震荡

牙齿震荡是牙周膜的轻度损伤,常不伴有牙体硬组织的缺损。

(一)诊断

(1)有外伤或创伤史。

(2)牙体无缺损或折断。

(3)患牙咀嚼痛,有伸长感,轻微松动和叩痛。

(4)牙龈轻度水肿,龈缘还可有少量出血。

(5)牙髓活力测试时可能出现反应迟钝或敏感。

(二)治疗原则

(1)X线片检查除外根折或牙槽突骨折。

(2)症状轻者可不做处理。

(3)适当调𬌗,以减轻咀嚼压力。

(4)消炎止痛治疗。

(5)患牙松动Ⅱ度以上应做固定。

(6)定期复查牙髓活力,如发现牙髓坏死,及时做根管治疗。

二、牙折

牙齿外伤后所造成牙体硬组织任何一部分的折断或折裂。临床上根据损伤程度分为不全冠折、冠折、根折和冠根折。

(一)不全冠折(釉质不全折断)

1.诊断

(1)外伤史。

(2)检查时可见釉质裂纹。

(3)患牙无症状或对冷热酸甜敏感。

2.治疗原则

(1)X线片检查除外根折或牙槽突骨折。

(2)无症状者可不处理,有敏感症状可脱敏治疗,或用釉质粘合剂处理裂纹。

(二)冠折

1.诊断

(1)外伤史。

(2)冠折程度轻重不等,可有牙釉质折断、牙本质暴露或牙髓外露。

(3)可伴有创伤性牙周膜炎、牙槽突骨折,或伴有牙髓充血、牙本质敏感症等。

2.治疗原则

(1)X线片检查除外根折或牙槽突骨折。

(2)牙釉质小块折裂,磨光即可。

(3)牙本质外露,有刺激症状,可脱敏治疗或充填治疗。

(4)牙本质外露,刺激症状重者,可用对牙髓刺激小的粘固剂覆盖断面,6~8周后复查牙髓活力正常时可修复缺损。

(5)牙髓暴露,年轻恒牙可直接盖髓术或活髓切断术(必要时先做带环)。

(6)牙髓暴露,牙根已发育完成者应根管治疗后充填治疗或桩冠修复。

(三)根折

1.诊断

(1)有外伤史。

(2)可有叩痛和松动。

(3)X线片显示牙根上的X线透射线影。

(4)冠侧断端可有移位。

(5)可有龈沟出血,根部黏膜触痛。

2.治疗原则

(1)根尖1/3折断:患牙无症状,降低咬合定期观察,如牙髓坏死,根管治疗或根尖切除术。

（2）根中 1/3 处折断：夹板复位固定观察，如牙髓坏死，根管治疗后根管内植桩内固定。

（3）根颈 1/3 处折断：折裂线在龈缘上，做牙髓摘除术后加钉接冠或桩冠修复。

（4）根颈 1/3 处折断：如断端在龈下 1～4 mm，残根有一定长度，可摘除断冠后做根管治疗，必要时行龈切术，或用正畸牵引术延长牙根，再以桩冠修复。

三、牙脱位

牙脱位是指受外力的作用，牙齿偏移或脱离牙槽窝。临床分为脱出型牙脱位、嵌入型牙脱位和完全脱位。常伴有牙周软组织和牙槽骨的损伤。

（一）脱出型牙脱位

1.诊断

（1）有外伤史。

（2）患牙伸长或倾斜移位，牙有松动、叩痛。

（3）有牙周组织损伤，可伴有龈缘出血。

（4）X 线片显示根尖牙周膜增宽。

2.治疗原则

（1）X 线片检查除外牙槽突骨折或根折。

（2）局麻下夹板复位、固定 4 周。

（3）消炎止痛等对症治疗。

（4）定期复查，若牙髓坏死应做根管治疗。

（二）嵌入型牙脱位

1.诊断

（1）有外伤史。

（2）临床牙冠变短或伴有扭转，有叩痛。

（3）多有龈缘出血。

（4）X 线片显示牙周膜间隙消失。

2.治疗原则

（1）X 线片除外牙槽突骨折或根折。

（2）嵌入较轻和年轻恒牙可不做处理，定期复查，观察其自行复位情况。如牙髓坏死，应进行牙髓治疗。

（3）成人嵌入较重的患牙在局麻下复位、固定，并应在 2 周内行根管治疗。

(三)完全脱位

1.诊断

(1)急剧外伤史。

(2)牙齿完全脱出牙槽窝。

(3)伴有牙周组织损伤。

2.治疗原则

(1)争取时间尽快再植,脱位后2小时内再植的成功率高。

(2)脱出牙齿先用生理盐水洗净,重新植入固定4周。

(3)再植1～2周后,应行根管治疗;年轻恒牙2小时内再植者,可暂不做根管治疗。

(4)分别于术后3个月、6个月和12个月定期复查牙髓活力,发现牙髓已坏死,应及时做根管治疗术。

第二节　牙体慢性损伤

牙体慢性损伤是指一组由机械、物理、化学或综合刺激作用下形成的牙体组织慢性进行性损伤。

一、磨损

由于单纯机械摩擦作用而造成的牙齿硬组织慢性磨耗称为磨损。

(一)诊断

(1)轻度牙尖和切缘磨平或咬合部位出现光亮的平面,牙本质暴露。

(2)中度牙冠部磨损范围大,功能尖已磨平或在牙面上出现凹陷的磨损面,可有牙齿敏感症状及食物嵌塞。

(3)重度可引起牙髓病或根尖周病,颌间距离变短,可引起颞下颌关节病变。

(二)治疗原则

(1)去除病因,改正不良习惯,调整咬殆,修复缺失牙。

(2)轻度磨损有变态反应症状者,可行脱敏治疗。

(3)牙殆面有凹陷的可做充填治疗。

(4)治疗并发症,如牙髓病或根尖周病等。

二、磨牙症

睡眠时有习惯性磨牙或白天也无意识磨牙者,称为磨牙症。

(一)诊断

(1)有夜间磨牙或白天紧咬牙史,查牙面有不同程度磨损。

(2)全口牙齿重度磨耗,可伴有牙本质过敏,甚至牙髓根尖病变。

(二)治疗原则

(1)去除致病因素,消除心理因素和局部因素。

(2)殆板的应用。

(3)调磨咬合。

(4)肌电反馈治疗。

(5)治疗因过度磨损引起的各种并发症。

三、楔状缺损

牙齿颈部硬组织在某些因素作用下逐渐形成两个光滑斜面组成的缺损,唇颊面多见,也见于舌腭侧。龋损边缘整齐,质地坚硬。

(一)诊断

(1)了解患者刷牙方法和习惯。

(2)牙颈部有程度不等的楔形缺损,表面光滑、边缘整齐。

(3)轻度或中度缺损,可无任何症状或有牙齿敏感症。

(4)缺损深的,可继发牙髓病或根尖周病,有时可发生牙齿横断。

(二)治疗原则

(1)消除病因殆改正刷牙方法并调整殆关系,注意分散殆-殆力负担。

(2)牙体组织缺损少,无症状者,可不处理;牙本质过敏者可脱敏治疗。

(3)中、深度缺损,可充填治疗。

(4)继发牙髓病或根尖周病者,牙髓治疗。

(5)如已导致牙冠折断,可根据情况保留牙根,根管治疗后桩冠修复,或者拔除残根。

四、牙隐裂

未经治疗的牙齿表面由于某些因素的长期作用而出现的临床不易发现的微

细裂纹。

(一)诊断

(1)患牙有长时间咀嚼痛或冷热刺激痛病史,可有咬在某一特定部位疼痛或𬌗创伤史。

(2)𬌗面裂纹常与发育沟重叠并贯通边缘嵴而达邻面。

(3)尖锐探针沿裂隙处加力,患牙有疼痛感。

(4)碘酊涂染后出现深染或强光透照检查可见深入牙体内的细阴影,一般对称发生。

(5)咬诊可有酸痛感。

(6)叩诊能帮助定位,有侧方叩痛或咬合痛。

(7)隐裂浅的有牙齿变态反应症状或咬合不适;隐裂深的出现牙髓炎或根尖周炎症状,甚至牙齿折裂。

(二)治疗原则

(1)磨改高陡牙尖,消除创伤性𬌗力。

(2)调整全口牙齿𬌗力负担,治疗对侧牙病,修复缺失。

(3)隐裂浅的,可行隐裂封闭或充填术。

(4)已出现牙髓或根尖周病症状者,大量调𬌗,根管治疗后全冠修复。

(5)如牙体已纵裂,松动在Ⅱ度以内者,无严重的牙周疾病,可结扎患牙,完善的根管治疗后全冠修复,否则应拔除。

五、酸蚀症

牙齿受酸雾或酸酐的侵蚀,使牙体硬组织发生进行性丧失的一种疾病。

(一)诊断

(1)有与无机酸接触的环境或胃病反酸的病史。

(2)前牙唇面有实质性缺损或冷热酸甜敏感症状。

(3)酸蚀的形式因酸而异,如盐酸:前牙唇面呈刀削状的光滑面,切端变薄;硝酸、杂酸:牙颈部或口唇与牙面接触处牙齿形成白垩状的脱矿斑,易形成实质性缺损;胃酸:舌尖变平、变短,舌面釉质消失,表面光滑。

(4)严重者口腔黏膜可有烧灼感和呼吸道刺激症状。

(二)治疗

(1)改善劳动条件,定时用 2‰苏打液漱口,治疗全身相关疾病。

（2）有变态反应症状者脱敏治疗。

（3）缺损严重者可采用树脂充填治疗或全冠修复,已产生牙髓或根尖病变者则行牙髓治疗。

六、牙根外吸收

(一)诊断

（1）患者多无自觉症状,一般做常规 X 线检查时被发现。

（2）患牙可有牙外伤史,牙再植史,或内漂白治疗史。

（3）X 线片显示根尖圆钝、变短或根尖区外形有不规则缺损,根管影像可消失。

（4）外吸收患牙的邻近可发现埋伏牙或阻生牙。

（5）当外吸收涉及牙髓和牙周组织时,可出现相应疾病的症状。

(二)治疗原则

（1）去除引起牙根外吸收的病因。

（2）有症状者则应治疗患牙,根吸收少于 1/2 者可做根管治疗,先以氢氧化钙制剂做根管系列封药,分别于 3 个月、半年、1 年复查,观察患牙临床情况,拍 X 线片并根管换药,待吸收稳定后再做常规根管充填。

（3）多根牙其中一个牙根吸收较多者,可做截根术或牙半切除术。

（4）牙根吸收＞1/2,且临床松动明显或有根尖病变时应拔除。

七、牙根纵裂

未经牙髓治疗的牙齿根部硬组织在某些因素作用下发生与长轴方向一致的沟通牙髓腔和牙周膜间隙的纵向裂纹。

(一)诊断

（1）中老年人的患牙,有长期咀嚼痛或反复肿痛病史。

（2）无牙体疾病,未经治疗的后牙出现牙髓炎或根尖周炎症状。

（3）有叩痛,根裂相应部位牙龈红肿,牙多有不同程度松动。

（4）有深而窄的牙周袋,可并发牙周脓肿,晚期可由牙周袋探到游离的断端。

（5）X 线片示根管管腔增宽,边缘整齐,或根尖部处变宽,可有牙槽骨吸收。晚期可见颈部根折的断片,并有移位或横行折断线。

（6）患牙多殆力负担过重。

(二)治疗原则

(1)均衡全口𬌗力负担。

(2)松动明显,牙周袋深或单根牙牙根纵裂,保守治疗无效者均应拔除。

(3)对于牙周病损局限于裂缝处且稳固的磨牙,可在完善的根管治疗后行截根术或牙半切术。

八、创伤性根横折

后牙在创伤性外力的作用下牙根发生的横向折断。

(一)诊断

(1)牙有长期咀嚼痛。

(2)牙冠完整,可有急性咬𬌗创伤史。

(3)有叩痛。

(4)患牙可有不同程度的松动。

(5)患牙多有创伤𬌗力。

(6)X线片显示患根的横折线,偶见断根移位。

(7)并发牙髓、根尖周病及牙周疾病者出现相应症状。

(二)治疗原则

(1)调𬌗,去除𬌗干扰。牙髓活力正常,无牙周疾病患者定期观察。

(2)并发牙髓、根尖周病或牙周疾病者做相应治疗。

(3)断根不与龈袋相通者做根管治疗,相通者做截根术或牙半切术。

第三节　牙齿发育异常

一、釉质发育不全

釉质发育不全是牙齿在发育过程中,由于严重的全身或局部因素的影响,造成了釉质发育的永久缺陷,包括釉质发育不良(有实质缺损)和釉质矿化不良(无实质缺损)。

(一)诊断

(1)轻症者釉质形态基本完整,仅呈白垩色或褐色斑,一般无自觉症状。

（2）重症者在釉质表面出现带状或窝状棕色凹陷,严重者釉质呈蜂窝状缺损或完全无釉质。

（3）由系统性疾病引起者,受累牙呈对称性。

（二）治疗原则

（1）轻症患牙不必治疗,但应注意口腔卫生进行防龋处理。

（2）重症患牙可用复合树脂贴面或烤瓷冠修复。

（3）个别恒牙釉质发育不全多由于相应乳牙严重根尖周感染或外伤而影响恒牙胚发育所致,常见于前磨牙和上切牙,又称特奈牙。

二、特奈牙

因乳牙根尖周感染的影响,个别恒牙的釉质发育不全。前磨牙多见。

（一）诊断

（1）单个牙釉质发育不全,前磨牙多见。

（2）有相应乳牙根尖周病未及时治疗史。

（二）治疗原则

（1）缺损面积小者可充填治疗。

（2）缺损面积大者可做树脂贴面或全冠修复。

三、氟牙症

氟牙症又称氟斑牙或斑釉牙牙齿在发育期间,由于人体摄取氟量过高,造成特殊类型的釉质发育不全。

（一）诊断

（1）牙齿发育期间患者生活在高氟区。

（2）在同一时期萌出的牙釉质上有白垩色到褐色的斑块,表面坚硬,严重者并发有釉质的实质缺损。

（3）多见于恒牙,发生于乳牙者甚少,程度较轻。

（4）重症可伴有全身骨骼或关节的增殖性改变及活动受限（氟骨症）。

（二）鉴别诊断

与釉质发育不全相鉴别,其要点如下。

（1）氟牙症患者有高氟区生活史。

（2）氟牙症发生于多数牙,尤以上颌前牙多见;釉质发育不全发生于单个牙或一组牙。

(3)氟牙症其釉质斑块呈散在云雾状,边界不清晰,与生长线无关;釉质发育不全白垩色斑,边界清晰,其纹线与釉质生长发育线相吻合。

(三)治疗原则

(1)着色而无实质性缺损者,可用脱色法。

(2)有缺损者,可用复合树脂修复。

(3)重度氟斑牙,用贴面或冠修复。

四、四环素牙

四环素牙是由于牙齿发育矿化期间服用四环素类药物,导致四环素沉积于牙本质而使牙齿变色及釉质发育不全。

(一)诊断

(1)幼儿时期或母亲妊娠时期有服用四环素族药物史。

(2)牙体呈现出弥漫的黄色或灰褐色改变,紫外线灯下显示荧光。

(3)牙冠外形一般正常,坚硬光滑,有时合并釉质发育不全。

(二)治疗原则

(1)不伴有缺损者,可用脱色法。

(2)重度可用复合树脂贴面或冠修复。

五、遗传性乳光牙本质

遗传性乳光牙本质是一种常染色体显性遗传病。

(一)诊断

(1)乳恒牙均可受累。

(2)牙齿呈灰蓝到棕红的半透明乳光色。

(3)釉质早期脱落,暴露出牙本质,并很快磨损,牙冠变短。

(4)X线片显示牙根短,髓腔钙化闭锁。

(5)可并发牙髓根尖周病或颞下颌关节功能紊乱等疾病。

(6)有家族遗传史。

(二)治疗原则

(1)治疗并发症。

(2)乳牙列:戴覆罩殆面和切缘的塑料夹板。

(3)恒牙列：全冠修复或覆盖义齿修复。

六、畸形中央尖

畸形中央尖是发生于前磨牙𬌗面的圆锥形或半球形突起,折断后可继发牙髓根尖周病。

(一)诊断

(1)多见于下颌第二前磨牙,常呈对称性发生。

(2)𬌗面中央窝处圆锥形突起。

(3)中央尖极易折断,呈圆形小环,可有露髓点,并发根尖周炎。

(4)X线片可见髓室顶突入中央尖中。

(二)治疗原则

(1)小而圆钝的中央尖且无症状者可不处理。

(2)无髓角伸入型中央尖,可多次少量调磨中央尖。每次间隔 2～3 周,一次磨除厚度不超过 0.5 mm,调磨后涂 75% 氟化钠甘油。

(3)有髓角伸入型中央尖,可根据活髓切断的原理和方法,磨除中央尖,制备洞型,直接盖髓后充填。

(4)对因中央尖折断出现早期牙髓炎症状的年轻恒牙,可行活髓切断术。

(5)对已有根尖感染的年轻恒牙,可行根尖诱导形成术。

(6)成人畸形中央尖并发牙髓炎或根尖周炎,应做根管治疗。

七、先天梅毒牙

先天梅毒牙是先天性梅毒的牙齿表征,发生率 10%～30%。胚胎发育后期及生后 1 个月,牙胚受梅毒螺旋体侵犯所造成的牙齿发育不全。

(一)诊断

(1)损害多见于恒切牙和第一恒磨牙,少见于乳牙列。

(2)表现为半月形切牙、桑葚状磨牙或蕾状磨牙,可伴有牙齿数目和萌出异常。

(3)X线片显示第一磨牙牙根较短。

(4)部分患者可有先天梅毒其他症状,如口周有深色、放射样条纹。

(5)双亲之一有梅毒史。

(6)血清学检查康氏反应阳性。

(二)治疗原则

(1)瓦氏反应阳性者,应先行抗梅毒治疗。

(2)梅毒牙可用复合树脂或冠修复。

八、牙内陷

牙内陷是牙齿发育期成釉器出现皱折向内陷入牙乳头中所致的牙齿形态异常。临床上分为畸形舌侧窝,畸形舌侧沟,畸形舌侧尖和牙中牙。

(一)诊断

(1)常见于上颌侧切牙,其次是中切牙,偶见于尖牙。

(2)畸形舌侧窝患牙舌侧窝呈囊状凹陷。

(3)畸形舌侧沟与畸形舌侧窝同时出现,为一纵向裂沟,向根方延伸,重者可达根尖将牙根分裂为二。

(4)畸形舌侧尖舌侧窝内陷,舌隆突呈圆锥形突起。

(5)牙中牙牙齿呈圆锥状,X 线片显示其深入的凹陷部分好似包含在牙中的一个小牙。

(二)治疗原则

(1)探针尖可探入舌侧窝,应做充填治疗。

(2)出现牙髓炎或根尖周炎的做牙髓治疗。

(3)出现牙周感染的,若裂沟限于颈 1/3 应做牙周治疗;裂沟已达根尖,牙周组织广泛破坏,则应拔除患牙。

(4)根管畸形而无法进行根管治疗者可行根尖倒充填术、牙再植术。

九、弯曲牙

弯曲牙指牙冠和牙根形成一定的弯曲角度。

(一)诊断

(1)最多见于上颌中切牙。

(2)不能按期萌出或萌出位置异常。

(3)X 线片检查可确诊。

(二)治疗原则

(1)牙根未发育完成者,行手术开窗助萌和牵引复位。

(2)牙根已发育完成,牙根弯曲严重者,应拔除。

十、多生牙

牙齿数目多于正常牙数,又称额外牙,恒牙列多见。

(一)诊断

(1)萌出的多生牙,形态多数为锥形牙,少数呈结节状。

(2)牙齿数目超出正常。

(3)未萌出的多生牙,通过 X 线片确诊。

(二)治疗原则

(1)萌出的多生牙要及时拔除。

(2)对埋伏较深的多生牙,如果不产生任何病理变化,可以不处理;当多生牙造成正常牙齿的牙根吸收或发育畸形,而多生牙位置正常,且牙根足够长时,可用多生牙代替正常牙。

十一、缺牙症

先天缺少 1 个或几个牙齿者称缺牙症。常见上颌侧切牙、第二前磨牙和第三磨牙,乳牙先天缺牙比较少见。

(一)诊断

(1)牙齿数目少于正常。

(2)有无拔牙或牙外伤史。

(3)拍摄 X 线片除外埋伏牙或阻生牙后,才能最后确诊。

(二)治疗原则

(1)乳牙列缺牙症不需要治疗。

(2)个别恒牙缺失应根据牙列情况,考虑关闭间隙或保留间隙行义齿修复。

十二、无牙症

当先天性全口牙或多数牙缺失时,称为无牙症。有遗传性,常伴有其他系统异常,最常见的是外胚叶发育不全综合征。

(一)诊断

(1)部分或全部无牙,有牙时牙齿的形态常有异常,可有釉质发育不全。

(2)无汗或少汗,皮肤干燥、多折皱。

(3)无论是头发、眉毛、体毛等均稀少、纤细,易患慢性萎缩性鼻炎或反复发作的上呼吸道感染。

（4）鼻梁塌陷呈鞍状鼻。

（5）多数患者的指趾甲发育异常。

（二）治疗原则

（1）对部分无牙患儿，3～4岁时可做活动义齿修复。

（2）对全口无牙患儿，可在5～6岁以后做全口义齿。

（3）无论局部或全口义齿修复，应适时更换。

第四节　牙本质过敏症

牙本质过敏症是牙齿在受到外界刺激，如温度、化学，以及机械刺激等所引起的酸软症状，它不是独立的疾病，而是各种牙体疾病的共同症状。

一、诊断

（1）冷、热、酸、甜或机械刺激引起的激发痛，刺激去除后，疼痛立即消失。

（2）牙本质暴露处能找到过敏点。

（3）常伴有造成牙本质暴露的牙体疾病，如磨损、楔状缺损或冠折等。

（4）患者可有神经官能症、妊娠、月经期等全身背景。

二、治疗原则

（1）小而深的敏感点，可调𬌗后充填治疗。

（2）𬌗面敏感区的脱敏治疗，可配合自行脱敏法（如咀嚼生核桃、茶叶等）。

（3）多数牙齿敏感，特别牙颈部敏感，可用激光或离子导入法脱敏。

（4）对患有神经官能症等机体应激性增高的患者可采用耳针治疗。

（5）脱敏治疗无效，刺激痛明显者可做牙髓治疗。

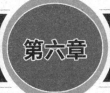

第六章 儿童口腔疾病

第一节 儿童龋病

儿童龋病在发病因素与组织病理学特征方面与成人并无显著差异,但由于儿童生长发育和牙齿生理与解剖的特点,致使儿童龋病发病广泛,进展迅速而危害更大。因此,乳牙与年轻恒牙龋病的治疗各有其特点。

一、儿童易患龋的因素

儿童较成人易患龋,是与其牙齿,特别是乳牙的解剖形态、组织结构、矿化程度及其所处环境等因素有关。

(一)形态解剖特点

乳牙牙颈部明显收缩,牙冠近颈 1/3 处隆起,邻牙之间的接触为面的接触,牙列中存在生理间隙,以及冠部的点隙与裂沟,均易滞留菌斑和食物残渣。

(二)组织结构特点

儿童时期,乳牙和年轻恒牙都处在生长发育过程中。乳牙的矿化程度较恒牙低。而年轻恒牙发育尚未完成,表层钙化不足,晶体形成不完全,表面多微孔,耐酸性差,因此,龋坏极易透过表层向深部进展。发育不良或钙化不良的牙齿,甚至尚未完全萌出就已出现龋坏。

(三)儿童饮食特点

幼儿咀嚼功能差,以流食或半流食为主,且甜食多,黏着性强,因此,这些食物致龋力强且易附着于牙面。

（四）口腔自洁和清洁作用差

儿童较难自觉地维护口腔卫生，家长也往往不够重视，加上儿童时期，特别是幼儿的睡眠时间长，口腔处于静止状态的时间也较长，唾液分泌量少，菌斑、食物碎屑、软垢易滞留于牙面上，有利于细菌繁殖，成为致龋的因素。

（五）早发现、早治疗较困难

乳牙龋齿其症状往往不如恒牙龋齿明显，常常没有任何症状便发展为牙髓炎、根尖周炎，加上家长的忽视，导致早发现和早治疗困难。

二、龋的特点

（一）患龋率高，发病时间早

据流行病学调查显示：5岁儿童乳牙患龋率平均高达76.55%，龋均4.48，而且发病时间早，在牙齿刚萌出不久，甚至牙尚未完全萌出，就可发生龋坏。

（二）龋齿发展速度快

由于乳牙的釉质和牙本质均较薄，且矿化程度低、髓腔大、髓角高、龋坏极易波及牙髓，很快发展为牙髓病甚至根尖周病。

（三）自觉症状不明显，易忽略

因为乳牙龋进展快，且往往没有自觉症状，常被家长忽视。

（四）龋齿多发，龋坏范围广

在同一儿童的口腔内，多数牙齿可同时患龋，如两侧上下颌第一、第二乳磨牙可同时患龋，也常在一个牙的多个牙面同时患龋。幼儿的下颌乳前牙与牙的平滑面或牙颈部等均可发生龋坏。

（五）修复性牙本质形成活跃

乳牙或年轻恒牙龋常常引起修复性牙本质形成，这种防卫机制有利于早期防治龋齿。

三、乳牙龋病的危害

龋齿对于儿童的危害超过成人，这种危害既影响局部也影响全身。特别是乳牙龋及其继发病变造成的后果，有时比恒牙龋更广泛、更严重。因此，对乳牙龋坏应更加重视和及时治疗。那种认为乳牙早晚要被替换，不需要治疗的看法是错误的。

四、儿童龋病分型

儿童龋病的临床表现较为复杂,根据其不同特点,可分为以下两种类型。

(一)按龋齿年龄分类

1.婴幼儿龋(earlychildhood caries,ECC)
婴幼儿龋又叫奶瓶龋或喂养龋。

(1)主要是由于不良的喂养习惯和/或延长的母乳或奶瓶喂养,超过正常的孩子从戒掉奶瓶过渡到固体食物的时间,可导致较早的、猖獗的龋患。

(2)临床上婴幼儿龋患牙在孩子2岁、3岁或4岁时具有典型的特征。较早的龋患涉及上前牙、上下第一乳磨牙、下尖牙,而下切牙常常不受影响。

(3)婴幼儿龋的定义是小于或等于71个月的儿童,只要在任何一颗乳牙上出现一个或一个以上的龋(无论是否成为龋洞)、失(因龋所致)、补牙面,即为婴幼儿龋。

2.青少年龋
为发生在年轻恒牙的急性龋,常在牙齿萌出后不久即出现龋坏,自窝沟开始,然后迅速波及牙尖,导致牙尖釉质崩折。此后,由于牙尖部的自洁作用,龋坏进展变缓,甚至停止发展,成为临床上的静止龋。

(二)根据龋齿发展变化分类

1.初期龋
特征为釉质表层脱矿,但尚无实质性缺损。临床可见磨牙之邻接面上有白垩色斑,邻牙拔除后更为明显,这种白垩斑也称"白垩点"。这种初期龋可以继续脱钙而进一步形成龋洞,也可能经再矿化而停止发展,故对这类龋可进行清除菌斑和再矿化治疗。

2.静止龋
特征为龋坏面浅,可发生于乳磨牙或前牙,牙体变色,但质地坚硬光滑,由于龋坏面不易滞留食物残屑且能受到良好的唾液冲刷作用,龋坏一般不再发展,故此种龋不需要治疗,虽然外形不能修复,但仍起到维持间隙的作用。

3.猖獗龋
被广泛接受的是由 Massler 定义的猖獗龋:突然发生、涉及牙位广泛,迅速地形成龋洞,早期波及牙髓,且常常发生在不好发的牙齿上,如下颌前牙和唇颊面、近切端部位。猖獗龋多发生于喜好食用含糖量高的糖果、糕点或软饮料而又不注意口腔卫生的幼儿。

五、儿童龋病的预防和控制

龋病是儿童牙病中最常见的疾病,其患病率之高和进展之快是医师治疗所不及的。为了预防和控制儿童龋病,应做到下列几点。

(1)分析病因:应详细了解儿童的发育过程及现状、饮食和口腔卫生习惯及遗传因素情况,综合分析,找出致龋的主要因素并消除之。

(2)积极治疗:活动性龋,同时防止继发性龋。预备窝洞时,应做好洞形的预防性扩展,邻面应扩至自洁区。充填材料要选择得当,并严格遵守操作规程,以保证良好的远期效果。

(3)局部使用氟化物:可视具体情况选择各种用氟方法,如含氟牙膏、含氟漱口水、含氟凝胶等。对龋病易感儿应定期用氟。

(4)使用窝沟封闭剂预防窝沟龋:对龋有易感倾向儿童的年轻恒磨牙,甚至乳磨牙,可对其窄深的窝沟早期使用窝沟封闭剂封闭,预防窝沟龋的发生。

窝沟封闭的适应证:①牙面有患龋倾向的深窝沟;②初期龋或怀疑有龋坏的窝沟;③乳磨牙封闭以 3～4 岁为宜;第一恒磨牙可在 6～8 岁;第二恒磨牙、前磨牙可在 12～13 岁。另外,也不能忽视上切牙的舌侧窝,口腔卫生不良的残疾儿童做窝沟封闭时年龄可适当放宽。

窝沟封闭的操作法:①清洁牙面,将清洁剂涂于牙面,用低速转动的小毛刷于牙面及窝沟来回刷洗约 1 分钟,然后冲洗,除去残存的清洁剂,一定要彻底清洁窝沟,否则会影响封闭剂的固位。②酸蚀牙面,在隔湿后吹干,用小毛刷蘸取酸蚀剂(一般为 30%左右的磷酸)沿窝沟涂擦,范围至牙尖斜面的 2/3,恒牙酸蚀 20～30 秒,乳牙的酸蚀时间加倍。③冲洗及干燥,酸蚀后用水加压彻底冲洗,防止酸与牙釉质的反应沉淀物堵塞脱钙后的微孔。同时应用排唾器排唾,不能漱口,防止唾液对酸蚀牙面的玷污。干燥牙面时,可用压缩空气吹干 30 秒,压缩空气中不能带有油或水,否则封闭剂容易脱落。④涂布封闭剂,使用自凝封闭剂时,取等量的 A、B 组份调拌,自开始调拌至固化 1.5～2 分钟,术者应在此时间内完成调拌和涂布。使用光固化封闭剂,只需取适量封闭剂直接涂布。涂布时用涂刷笔蘸取封闭剂,沿窝沟从远中往近中涂布,涂刷笔微微上下抖动,以利封闭剂渗入窝沟内,同时排出其中的空气,防止封闭剂下方出现空隙,涂布范围略小于酸蚀釉面。⑤固化封闭剂,自凝封闭剂涂布后,在隔湿下经 1.5～2 分钟固化。光固化封闭剂于涂布后即刻用光固化灯照射,引发固化,照射距离约离牙尖 1 mm,照射时间应按照各种材料要求的固化时间,一般为 40 秒。⑥术后检查,用锐利探针检查封闭剂的固化程度与牙面的黏附情况,有无漏涂的窝沟和咬合过高,若有应及时补做或调磨。

(5)针对家长和患儿宣传口腔卫生知识,千万不要忽视对家长的宣传,儿童时期是养成良好行为习惯的最佳时期,而在这一时期养成了良好的口腔卫生习惯,会使儿童终身受益的。

(6)饮食指导包括如下几个方面的内容:①控制含蔗糖多的饮食和饮料。②避免黏着性强和在口腔停留时间长的饮食。③间食同时给茶、水或牛奶饮料。④间食后口腔清洁。⑤睡前、饭前不给间食和饮料。⑥合理使用哺乳瓶,一至一岁半停用,10个月练习用杯子。

(7)定期口腔检查:对于学龄前儿童建议每3个月进行口腔检查,而对于学龄儿童建议每6个月进行口腔检查,达到对龋齿的早期发现和治疗。

六、口腔健康教育

儿童时期,因年龄段的不同,孩子的认知能力和牙齿萌出发育也存在不同,所以针对每个年龄段,采取相应的口腔保健措施是十分必要的。

(一)胎儿期

胎儿期是父母开始制订孩子口腔保健计划的最好时机,应使父母意识到父母良好的口腔保健习惯及其对孩子的示范作用,将有助于促进父母和孩子的口腔健康。

(二)婴儿期(0~1岁)

婴儿期清除菌斑应从第一颗乳牙萌出开始,方法是妈妈手指缠上湿润的纱布清洁孩子的牙齿和按摩牙龈,每天1次即可。

孩子第一次口腔检查应在第一颗牙齿萌出的时间或最迟在孩子1周岁之前。检查的目的是:建议父母开始为孩子清除菌斑;检查孩子的牙齿萌出和发育情况,进行氟状况的评估并给出合理科学的建议,询问孩子喂养的情况,建议科学的喂养,避免不良的喂养习惯;最后就是给孩子开始熟悉牙科环境、牙科工作人员的时间,避免或减少将来对牙科治疗的恐惧。

(三)幼儿期(1~3岁)

幼儿期提倡开始刷牙去除菌斑。在3岁左右,可以开始使用牙膏。因为孩子有潜在的氟化物吞咽的危险,建议每次刷牙用小豌豆大小的牙膏,需强调的是因为孩子的行为能力有限,孩子刷牙这一过程主要还是靠父母来完成。

(四)学龄前期(3～6岁)

在此时期,孩子刷牙能力显著提高,但父母仍是口腔卫生保健的主要提供者。但需注意孩子氟化物的吞咽,建议每次刷牙用豌豆大小的牙膏;建议可以开始使用牙线;家庭中可以指导性地使用氟凝胶和含氟漱口水;应少量且仅局限于那些中、高度龋患孩子的家长。

(五)学龄期(6～12岁)

在此时期,孩子的责任心增强,自己能进行口腔保健,但父母的参与仍是必需的。6～9岁,父母应帮助清洁孩子刷牙难以到达的区域;9～12岁,父母应进行积极的监督;氟凝胶和漱口水仅用于那些高危龋的孩子;随着早期错殆畸形治疗的开始,增加了龋及牙周疾病的危险。因此,需特殊关注这些孩子的口腔卫生保健,增加刷牙和使用牙线的频率和程度。除使用含氟牙膏外,也提倡使用氟凝胶和含氟漱口水。

(六)青少年期(12～18岁)

(1)青少年具有足够的自我口腔保健能力,但是否自觉地进行成为这一年龄段的主要问题。

(2)不良的饮食习惯和青春期激素的改变增加了青少年患龋和牙龈炎症的危险。

(3)激励他们像年轻成年人那样增强责任心。

(4)同时家长不要专制,要准备采纳孩子的个性改变,加强对孩子口腔卫生保健的指导,增加青少年关于菌斑和预防口腔疾病的知识并要求他们的积极参与。

七、乳牙龋病的治疗

乳牙龋病对儿童的健康有严重的影响,因此,需尽快及时进行治疗。乳牙龋病的治疗目的是终止病变发展,保护牙髓的正常活力;避免引起牙髓和根尖病变;恢复牙齿的外形和咀嚼功能;维持牙列的完整;保持乳牙的正常替换;有利于颌骨的生长发育。乳牙龋病的治疗分为两部分,即药物治疗和修复治疗。具体叙述如下。

(一)药物治疗

目前,很少应用。局部涂氟主要用于高危龋病治疗后的预防和儿童龋病的预防。

1.适应证

一般多用于距离替换期较近的乳切牙等。初期龋及龋坏广泛的牙本质龋,牙釉质大片剥脱,不易形成固位洞形,多见于乳前牙邻面和唇面。

2.常用药物

2%氟化钠溶液、1.23%酸性氟磷酸钠溶液、8%氟化亚锡溶液、75%氟化钠甘油糊剂、10%氨硝酸银溶液、38%氟化氨银溶液、氟保护漆。

3.药物的作用原理

(1)氟与牙齿中的羟磷灰石作用:①形成氟化钙,起到再矿化的作用。含氟制剂的作用,其主要机制为形成氟化钙,通过其起防龋和抑龋作用;②形成氟磷灰石,较羟磷灰石抗酸力提高。

(2)氨硝酸银涂布:又称氨银浸镀法,主要是氨硝酸银中的银离子与有机质中的蛋白质作用,形成蛋白银,有凝固蛋白的作用,起到抑菌和杀菌的作用。

(3)氟化氨银涂布时,形成氟化钙和磷酸银,增加牙齿的抗酸力,另外,氟化氨银中的银离子又能与蛋白质结合成蛋白银而起作用。但是,氟化氨银的缺点是对软组织有腐蚀作用和使牙齿局部着色变黑,影响美观。

4.操作时的注意事项

大部分局部用氟制剂,需隔湿干燥再进行操作。当然,需严格按照各种制剂的说明书进行操作。一些制剂具有腐蚀性,因此,应避免对黏膜及牙龈的腐蚀和刺激。另外,考虑孩子吞咽氟化物的危险,需在操作过程中使用排唾设备的,应严格规范操作。

(二)修复治疗

乳牙龋病的治疗主要是修复治疗。

1.治疗目的

(1)抑制龋病发展,保护乳牙牙髓。

(2)恢复咀嚼功能。

(3)咬合诱导的作用。保持侧方牙群牙冠的近远中宽度,恢复咬合高度,保证乳恒牙正常替换。

(4)保持口腔清洁。

(5)恢复发音功能。

(6)审美要求。

2.治疗特点

(1)采取行为管理技术,使患儿及其家长配合治疗。

（2）乳牙具有釉质牙本质薄，髓腔大，髓角高（尤其是上第一乳磨牙的近中颊髓角），牙本质小管粗大的特点。因此，操作时应注意：①去腐和备洞避免对牙髓的刺激，防止意外露髓。②注意保护牙髓，对于中龋和深龋，因牙本质暴露，应进行间接盖髓。③深龋洞近髓，可以影响牙髓，对于这样的病例不宜保守。④垫底材料应对牙髓无刺激，并应注意充填体的厚度，保证充填体的强度。

（3）牙颈部缩窄，磨牙𬌗面颊舌径小，易磨耗。因此，在操作中应注意：①备Ⅱ类洞，轴髓壁做成倾斜状，避免意外露髓；②使用木楔避免悬突。

（4）乳牙表层釉质为无釉柱层，且有机质含量高，酸蚀时间应延长，往往时间是恒牙的2倍。

（5）修复外形时，应考虑生理间隙，不必勉强恢复邻面接触点。当数个牙的牙冠大面积破坏时，应注意恢复咬合高度。

（6）修复材料，应选择对牙髓刺激小、好操作、具有抑龋作用的材料（玻璃离子水门汀、复合体等）。

3.成形充填

成形充填是指使用可塑性充填材料充填窝洞。

（1）银汞合金充填的备洞原则：洞形基本要求和原则与恒牙备洞原则相同，此处仅述乳牙Ⅱ类洞预备特点：在标准洞形的预备过程中，𬌗面鸠尾部应位于中央窝沟处，峡部位于颊舌尖之间，宽度不宜过窄以避免折断，其宽度以相当于颊舌牙尖距离的1/3～1/2为宜。由于乳牙牙颈部的牙本质小管排列方向与恒牙不同，邻面部分龈壁（阶）的釉质与轴壁成直角，牙本质可斜向根方，以利固位。又因为乳磨牙牙颈部缩窄，当龈壁（阶）愈接近牙龈时，其露髓的可能性愈大，第一乳磨牙龈壁宽度超过1.5 mm，第二乳磨牙龈壁宽度超过2.0 mm时，即应考虑做牙髓治疗。另外乳牙体积较小，轴髓线角应圆钝，以防止充填体过薄而折断。

（2）去除腐质：临床以牙本质的色泽和硬度作为去除感染牙本质的指征。①色泽：正常的牙本质为淡黄色，龋坏牙本质为棕色，慢性龋为深棕色或黑色；②硬度：用挖匙挖除时，正常牙本质坚硬不易挖除，软化牙本质较易被挖除。

（3）窝洞垫底：凡洞深超过牙本质中层时均应考虑间接盖髓和垫底。间接盖髓材料多为各种氢氧化钙制剂，垫底材料应对牙髓无刺激，如聚羧酸水门汀、玻璃离子水门汀等。

（4）充填。①银汞合金充填：需预备标准的洞形。因去除过多的正常牙体组织及颜色的不美观，还有剩余银汞对环境的污染，现在在临床上应用较以前减少。但作为后牙充填材料，其许多优点，目前仍是许多修复材料所不能达到的。

②复合树脂修复：具有色泽接近牙齿颜色的优点，适用于各类洞形，随着其性能的不断改进，临床上已广泛进行应用，复合树脂对洞形要求不像银汞充填那样严格，但需严格按照材料的使用说明进行操作，乳前牙切端龋坏或广泛龋坏时，可使用合适的塑料冠套辅助充填，可收到满意的效果。③水门汀充填：常用的为玻璃离子水门汀（GIC），因其性能的不断改进和完善，在乳牙龋齿的治疗中得到广泛的应用。玻璃离子水门汀有诸多优点，如与牙齿组织能进行化学结合、释放氟、对牙髓的刺激很小、色泽与牙齿颜色接近等。④复合体（玻璃离子改良树脂）及光固化玻璃离子（树脂改良玻璃离子）充填：是一种新型的修复材料，兼有复合树脂和玻璃离子的双重性能，目前在乳牙龋齿的治疗中已广泛应用，但应严格按照使用说明进行操作。

4.嵌体修复

嵌体修复主要用于龋洞和牙髓治疗后的窝洞修复，分为金属嵌体和复合树脂嵌体。金属嵌体因成本较高，仅在部分发达国家临床上应用较多。复合树脂嵌体又分为直接法和间接法，多用于年轻恒牙大面积牙体缺损的过渡性修复。

5.预成冠修复

预成冠修复多用于牙体大面积缺损的修复或间隙保持器的固位体，尤其是乳磨牙牙髓治疗后。到目前为止，尚无任何充填材料在固位方面能优于预成冠。

预成冠修复的适应证：①大面积龋坏的乳牙或年轻恒牙的修复。②不能用复合树脂修复的乳恒牙发育不全的修复。③遗传性牙齿畸形的修复，如牙本质发育缺陷及牙釉质发育缺陷。④牙髓治疗后，面临冠折危险的乳恒牙的修复。⑤不良习惯矫治器的固位体。⑥冠折牙齿的修复。⑦第一乳磨牙用作远中扩展矫治器的固位体。⑧各种固定保持器的固位体。当然，预成不锈钢全冠应用最多的还是大面积龋坏的乳磨牙的修复。

预成冠修复方法包括以下步骤。

(1)牙体预备：邻面主要预备近中邻面和远中邻面。几乎垂直预备邻面，至近颈部时，打开该牙与邻牙的接触，以探针可顺利通过两牙之间为标准。邻面龈缘处的预备应是光滑的羽状边缘，不能有突出或肩台。牙合面预备要依照原牙合面的形态，磨除约 1 mm。最后去除尖锐的点线角。一般不需要预备颊舌面，但对颊面近颈部有明显突起，尤其是第一乳磨牙，亦需预备。

(2)全冠大小的选择：应该选择可完全覆盖预备体的最小的全冠。应注意以下两点：①确定正确的牙冠的牙合龈向高度。②全冠边缘的形态应和天然牙的龈缘形态相一致。全冠边缘放在游离龈下 0.5～1.0 mm。

（3）修整全冠外形：在颊舌面的颈 1/3（如果全冠很松，从中 1/3 开始）用球-窝钳来修整全冠，这样可使全冠颈部更好地和天然牙相匹配。修整钳也可用来修整邻面的外形，以使全冠与邻牙获得满意的接触。必要时邻面可加焊以改善其外形及接触。修整全冠直至它与预备体完全密合，龈边缘延伸至游离龈下的正确位置上。

（4）检查咬合，之后将边缘磨圆钝、抛光，最后进行黏结。

八、年轻恒牙龋病

年轻恒牙是指恒牙虽已萌出，但未达𬌗平面，在形态和结构上尚未形成和成熟的恒牙。

（一）年轻恒牙龋病特点

1.发病早

"六龄齿"萌出早，龋齿发生早，患龋率高。混合牙列期，第一恒磨牙易被误认为第二乳磨牙，往往延误治疗。

2.耐酸性差易患龋

年轻恒牙牙体硬组织矿化程度比成熟恒牙釉质差，萌出暴露于唾液 2 年后才能进一步矿化完，所以在牙齿萌出的 2 年内易患龋。

3.龋坏进展快，易形成牙髓炎和根尖炎

年轻恒牙髓腔大，髓角尖高，牙本质小管粗大，髓腔又近牙齿表面，所以龋齿进展速度快，很快波及牙髓。

4.受乳牙患龋状态的影响

临床上常见因第二乳磨牙远中龋齿未经过及时治疗，导致远中的第一恒磨牙的近中面脱矿和龋洞形成。

5.第一恒磨牙常出现潜行性龋（隐匿性龋）

因为釉板结构的存在，致龋细菌可直接在牙体内部形成窝洞，而牙齿表面完好无损。

（二）好发部位

年轻恒牙龋齿好发部位为第一恒磨牙𬌗面、颊舌面（上颌腭沟和下颌颊沟）、上颌中切牙邻面。

第一恒磨牙的窝沟常常不完全融合，菌斑往往易沉留在缺陷的底部，与暴露的牙本质相接触。上第一恒磨牙的腭侧沟、下第一恒磨牙的颊侧沟、上切牙的舌侧窝都是龋易发生且迅速发展的部位。

(三)修复治疗的特点

年轻恒牙龋齿的治疗有如下特点。

(1)牙体硬组织硬度比成熟恒牙差,弹性、抗压力等较低,备洞时应减速切削,减少釉质裂纹。

(2)髓腔大、髓角尖高,龋齿多为急性,应避免意外露髓(去腐多采用慢速球钻和挖匙)。

(3)牙本质小管粗大,牙本质小管内液体成分多,髓腔又近牙齿表面,牙髓易受外来刺激,修复时注意保护牙髓(备洞,间接盖髓,垫底材料)。

(4)当年轻恒磨牙萌出不全,远中尚有龈瓣覆盖部分牙冠,如果发生龋齿,当龋患波及龈瓣下时,需推开龈瓣,去腐备洞。如果龋患边缘与龈瓣边缘平齐,可以用玻璃离子水门汀暂时充填,待完全萌出后,进一步永久充填修复。

(5)年轻恒牙自洁作用差,注意相邻窝沟,尤其磨牙窝沟点隙龋,多采用预防性树脂充填,包括经典的预防性树脂充填和流动树脂充填。

(6)确认有无露髓和牙髓感染再做盖髓和垫底。

(7)因为年轻恒牙的修复能力强,必要时考虑二次去腐修复。基于牙本质龋在电镜下分为两层,即有细菌层和无细菌层。对于深龋病例,预计完全去除受影响的牙本质后会暴露牙髓时,可采用去除大部分感染的牙本质,保留少许软化牙本质,用氢氧化钙间接盖髓,观察 10～12 周,当有修复性牙本质形成时,再去除原有的软化牙本质,进行充填,这样就保存了牙齿的活髓。

(8)年轻恒牙存在垂直向和水平向的移动,所以修复治疗,以恢复解剖形态为主,不强调邻面接触点的恢复。

(9)年轻恒牙龋在治疗过程中应注意无痛操作。

(10)选择合适的充填材料,避免对牙髓的刺激。

第二节　儿童牙髓及根尖周病

在儿童乳牙列和混合牙列期进行乳牙牙髓治疗的目的是消除牙髓及根尖周病变,使乳牙处于非病理状态;维持牙弓长度和牙齿间隙;通过良好的治疗为儿童提供舒适的口腔状态和正常咀嚼功能;预防发音异常和口腔不良习惯。

年轻恒牙是指正在生长发育中的恒牙,其根尖孔尚未完全形成。故保存牙髓活力使之完成正常生长发育是年轻恒牙的牙髓及根尖病治疗的首要目的。

一、乳牙和年轻恒牙的生理解剖特点

(一)乳牙硬组织特点

乳牙硬组织薄,髓腔与牙体表面距离近,相对牙体组织来说,乳牙的髓腔大、髓角高,以近中颊角尤为明显,龋损易达牙髓。乳牙硬组织薄且钙化度低,尤其在牙颈部,牙本质小管粗大、渗透性强、牙髓易受外界细菌侵犯,故临床上慢性闭锁性牙髓炎多见。髓底副根管和副孔多,使得乳牙牙髓感染后易通过髓底副根管和副孔侵犯根分歧,导致根周组织慢性炎症的同时牙髓可为活髓。

(二)乳牙牙髓组织特点

乳牙的牙髓细胞丰富,胶原纤维较少且细,根尖部胶原纤维较其他部位多。乳牙牙髓中部的血管粗细相混,边缘部血管细,恒牙牙髓中部的血管粗,边缘部血管细。乳牙牙髓亦有增龄性变化,即随年龄增长,牙髓细胞数量减少,而纤维组织成分增加。对乳牙牙髓中淋巴管的有无尚存争议,至今尚无有力证据证明其存在。

乳牙牙髓的神经纤维呈未成熟状,分布比恒牙稀疏,牙髓边缘神经丛少,腊施柯神经丛的神经纤维也少,从神经丛进入成牙本质细胞层的神经细胞突很少,进入前期牙本质的神经纤维更少,达钙化牙本质的神经纤维尤不明显,这是乳牙感觉不敏感的原因之一。乳牙冠中部牙髓中组成神经纤维束的神经纤维多为无髓鞘纤维,即使有髓鞘纤维,髓鞘也不如恒牙发达。

(三)乳牙牙根及根周围组织的特点

乳前牙为单根牙,牙根唇舌向是扁平状,自根的中部开始向唇侧弯曲。乳磨牙根分叉接近髓底,各根间的分叉大,根尖向内弯曲呈抱球状,有利于容纳继承恒牙胚。乳磨牙的根和根管数目有较大的变异性,准确地判断牙根和根管的数目是乳牙根管治疗的基础。上颌第一、第二乳磨牙为 3 个 3 根管型,其分布为近、远中颊根和腭根,内各有一个根管。下颌第二乳磨牙多为近、远中分布的2 个扁根,有时远中根分叉呈 3 根管型;下颌第二乳磨牙多为 4 根管型,近、远中各分为颊舌 2 根管;有时远中为 1 个粗大的单根管,呈3 根管型。下颌第一乳磨牙多为近、远中分布的2 个扁根;根管数目变异最大,多见为 3 根管型,近中为 1 个粗大的根管和远中分为颊舌 2 根管;有时亦可见 4 根管型,即近、远中各

分为颊舌 2 根管型;近远中各有一个根管的 2 根管型比较少见。

乳牙根周膜宽,纤维组织疏松,牙周膜纤维不成束,故乳牙根周组织的炎症易从牙周膜扩散,龈沟袋排脓引流。乳牙牙槽骨骨质疏松,代谢活跃,对治疗反应良好。乳牙根的下方有继承恒牙胚存在。

(四)乳牙牙根的生理性吸收

乳牙牙根存在生理性根吸收,以便完成乳、恒牙顺利替换的生理过程。乳牙萌出后 1～1.5 年牙根完全形成(乳切牙 1 年左右,乳尖牙和乳磨牙 1.5 年左右),乳牙脱落前 3～4 年牙根开始吸收(乳切牙 3 年左右,乳尖牙和乳磨牙 4 年左右)。在乳牙牙根完全形成之后到牙根开始吸收之前的期间内乳牙根处于相对稳定,此期间叫乳牙根的稳定期。

在乳牙根吸收的初期时牙髓尚维持正常结构;根吸收掉 1/4 时,冠髓无变化,根髓尚属正常,但吸收处纤维组织增加,成牙本质细胞排列混乱,细胞扁平化;根吸收掉 1/2 时,冠髓尚属正常,根髓吸收处牙髓细胞减少,纤维细胞增加,成牙本质细胞变性、消失,且髓腔内壁牙本质有吸收窝;根吸收掉 3/4 时,正常的牙髓细胞减少,成牙本质细胞广泛萎缩消失,纤维细胞增加,毛细血管增加,神经纤维渐渐消失,并伴有内吸收;乳牙脱落时,残存牙髓失去正常组织形态,无正常牙髓细胞,牙髓组织肉芽性变,牙冠部牙本质发生内吸收。了解乳牙牙髓的组织变化特点,有利于掌握乳牙的牙髓病诊治原则。

(五)年轻恒牙的生理解剖特点

年轻恒牙是指根尖孔尚未完全形成的正在生长发育中的恒牙。年轻恒牙萌出时釉质已发育完成,釉柱、釉柱鞘及柱间质等形态特征与一般的恒牙并无不同,但萌出的年轻恒牙表面釉质矿化度低、易脱矿,一旦发生龋齿,进展迅速。年轻恒牙相对而言,髓腔大且髓角高,根尖孔呈开放的大喇叭口状,根管壁牙本质层薄,且越向根尖部根管壁越薄。因为年轻恒牙牙本质的厚度较成熟恒牙要薄得多,所以临床上进行备洞或其他切削牙体组织的操作时,必须考虑到可能造成的对牙髓组织的影响,应避免意外露髓和其他医源性因素所导致的牙髓感染。

年轻恒牙的髓腔大且牙髓组织较多,牙髓组织中血管多、血运丰富,这样既能使牙髓内的炎症产物能被很快运送出去,又使牙髓具有较强的修复能力。另外,年轻恒牙根尖部呈大喇叭口状,牙髓组织在根尖部呈乳头状与下方牙周组织移行,根尖部存在丰富的局部血液微循环系统,所以年轻恒牙牙髓对炎症有较强的防御能力,这为年轻恒牙尽量保存活髓提供了生理基础。年轻恒牙在萌出后

3～5年牙根才能发育完成,在此之前,保存活髓,尤其是保存活的牙乳头是使牙根继续发育的关键。

二、乳牙牙髓及根尖病的特点

(一)乳牙的牙髓状态判断

正确地判断牙髓状态对诊断乳牙牙髓及根尖周病是极其重要的,并直接影响治疗方案的选择及预后。但由于儿童身心发育及乳牙生理特点所限,现在临床上还没有十分可靠的手段来判断乳牙的牙髓状态,特别是在没有露髓的情况下,需结合患儿的症状及全面的临床检查,进行综合分析。

1.疼痛史

乳牙的牙髓感染早期症状不明显,这是由于乳牙牙髓的神经系统结构发育不完全,对各种感觉反应不敏感,加上儿童自知能力和语言表达能力较差,故有无疼痛史不能作为诊断乳牙牙髓感染的绝对标准。一旦出现自发痛,说明牙髓有广泛的炎症,甚至牙髓坏死,无自发痛史不能肯定牙髓无感染存在,这需要医师结合其他的临床检查结果进行综合分析。

2.露髓和出血

乳牙非龋源性露髓(如牙外伤、治疗中意外穿髓等)时,露髓孔的大小与牙髓感染的范围呈正比关系,龋源性露髓孔的大小与牙髓感染的范围无确定关系。真正的龋源性露髓总伴有牙髓感染的存在,针尖大的露髓孔,牙髓感染的范围可能为针尖大小,也可能是广泛的炎症,甚至是牙髓坏死。一般露髓处出血的量和颜色,对判断牙髓的感染程度有参考价值。如露髓处有较多暗红色出血,且不易止血时,常说明牙髓感染较重,反之,牙髓感染较轻且局限。此方法在冠髓切断术中判断牙髓状态时,很有参考价值。

3.乳牙牙髓测验

一般的牙髓电测量仪对乳牙不适用,因为乳牙的根尖孔较大,又常因为生理性吸收而呈开放状态,不能形成根尖的高电阻回路。常用的牙髓温度测量,因受儿童感知和语言表达能力的限制,常不能得到可靠的结果。

4.叩诊和牙齿动度

牙齿叩痛和过大动度常说明牙根周围组织处于充血、炎症状态,在没有其他非龋因素存在时,说明牙髓存在感染,且牙髓感染已通过根分歧或根尖孔扩散到牙根周围组织,故叩诊和牙齿动度检查对牙髓状态的判断是很有意义的。临床操作中应注意,由于儿童在就诊时常处于紧张状态,且感知和语言表达能力有限,有时不能提供可靠的表述,需检查者细心观察儿童的行为和表情,对儿童的反馈进行甄别判断。检查时动作要轻柔,怀疑该牙有叩痛时更要注意,不要引起患儿的剧烈疼痛,避免造成患儿对牙科治疗的恐惧,为以后的治疗创造条件。

5.牙龈肿胀和瘘管

牙龈出现肿胀和瘘管是诊断牙根周围组织存在炎症的显著指标。此时,牙髓可以是有感染的活髓,也可以是死髓。乳牙牙槽骨疏松,血运丰富,骨皮质薄,牙根周围组织感染可迅速扩展达骨膜下,但骨膜下持续时间较长,不易局限化,处理不及时可导致间隙感染。乳牙慢性根周组织感染出现的脓肿和瘘管与牙根形态和走向有关。

6.X线检查

拍摄乳牙的X线牙片和咬合翼片不仅可以发现邻面龋,还可以观察龋洞与髓腔的关系和有无修复性牙本质形成,也检查髓腔内有无根管钙化或内吸收出现、根周组织中有无病变及与其下方恒牙胚的关系、有无牙根吸收及吸收程度。X线片上发现根内吸收时,常已造成髓腔与牙周组织相通,在根管治疗时非常困难。乳牙牙髓感染扩散到根周围组织时,首先侵犯的部位常在根分歧部,其次是根尖周组织。在观察乳牙根周围组织病变时,应特别注意其与恒牙胚的关系。一旦病变波及恒牙胚,是乳牙拔牙的指征。在观察乳牙牙根吸收时应注意,牙髓存在感染时,炎症细胞可刺激破牙本质细胞和破骨细胞活跃,造成根吸收,且乳牙牙体组织钙化度低、易被吸收,特别是在乳牙的根不稳定期。这种病理性根吸收加生理性根吸收的速度很快,远大于单纯的病理性吸收或生理性吸收,临床治疗困难,常常导致拔牙。故在乳牙处于根不稳定期并怀疑牙髓存在感染拟作根管治疗时,一定要术前摄X线片以帮助判断牙根情况。

(二)乳牙牙髓及根尖病的特点

1.早期症状不明显

有无疼痛史不能作为诊断乳牙牙髓感染的绝对标准。一旦出现自发痛,说明牙髓已有广泛的炎症,甚至牙髓坏死。

2.乳牙牙髓炎多为慢性过程

即使是出现急性症状也常是慢性炎症急性发作。

3.龋源性露髓常伴有牙髓炎的存在

针尖大的露髓孔,牙髓炎的范围可能为针尖大小,也可能是广泛的炎症,甚至牙髓坏死,一般露髓处有较多出血时,牙髓有广泛的炎症。

4.乳牙慢性牙髓炎常伴有根尖周感染

这种感染多发生在根分歧部,乳牙存在根尖周感染时可为活髓,故鉴别乳牙牙髓炎和根尖周炎主要通过 X 线片。

5.乳牙根尖周感染扩展迅速

由于乳牙牙槽骨疏松,血运丰富,骨皮质薄,感染很快扩至骨膜下,不易局限,若未及时治疗可引起间隙感染,出现全身症状。

6.乳牙牙髓和根尖周感染易导致牙根吸收

炎症细胞可刺激破牙本质细胞和破骨细胞活跃,造成根吸收,且乳牙牙体组织钙化度低,易被吸收。严重的牙根吸收可导致乳牙早失。

三、乳牙的牙髓治疗

(一)直接盖髓术

由于乳牙龋源性露髓均伴有牙髓的感染,故直接盖髓术一般不用于乳牙深龋露髓的治疗。此方法常用于机械性露髓,如外伤冠折造成的露髓和临床治疗中的意外穿髓,且露髓孔小于1 mm的新鲜露髓处的治疗。常用的盖髓剂为氢氧化钙制剂。

(二)乳牙牙髓切断术

乳牙深龋侵犯牙髓的早期,感染仅限于冠髓,尚未达到根髓时,可去除已被感染的冠髓,保留未感染根髓,达到治疗的目的,此方法被称为牙髓切断术。由于临床上乳牙的牙髓状态不易判断,实际临床过程中乳牙冠髓炎的准确诊断就成为牙髓切断术成功的关键。目前常用的方法是临床检查、X 线片检查和打开髓腔后直视下观察牙髓状况等手段相结合综合判断。临床上判断冠髓炎的参考指标有患牙无自发痛史;临床检查无松动、叩痛;牙龈无红肿和瘘管;深龋去净腐质露髓或去净腐质极近髓;X 线片无异常。用上述指标初步判断为冠髓感染后,还应在打开髓腔后,通过直视下观察牙髓的出血量和颜色、冠髓是否成形和去除冠髓后能否止血等情况,再次判断牙髓状态。

有下列指征时可视为冠髓切断术的禁忌证:牙髓感染不仅限于冠髓,已侵犯根髓,形成慢性弥漫性炎症,甚至侵犯牙根周围组织。乳牙牙髓切断术的发展经历了一个漫长的过程,现较成熟的方法有 FC 牙髓切断术、戊二醛牙髓切断术和氢氧化钙牙髓切断术。

1.乳牙 FC 牙髓切断术和戊二醛牙髓切断术

乳牙 FC 牙髓切断术和戊二醛牙髓切断术的原理是:去除感染的冠髓后,用

FC 或戊二醛处理牙髓断面,使剩余的牙髓固定并达到无害化保留的目的。常用的药物为 1:5 稀释的 Buckely 配方 FC,或 2% 戊二醛。

成功的 FC 牙髓切断术后的主要组织学变化为:术后 3 天内与 FC 接触的牙髓被固定、嗜酸性变,进而纤维化,3 天后剩余牙髓逐渐全部纤维化。乳牙 FC 牙髓切断术的预后及存在问题是 FC 处理后牙髓表面的凝固性坏死,有时是可逆的,其残留的根髓处于半失活状态,并伴有慢性炎症,可发生肉芽组织性变,造成根内吸收,FC 对牙髓的作用有非自限性,可渗透到根周围组织中,引起根外吸收和瘘管。牙根内外吸收是 FC 牙髓切断术失败的主要原因。另外,在 20 世纪 70～80 年代,关于 FC 的毒理实验报告相继发表,使人们对 FC 的全身毒性、致敏性及致癌性有所警惕。国际癌症研究会也发出了甲醛甲酚蒸汽是对于人类具有致癌性的警告并指出:"总结来自多方的大量的系统研究表明,甲醛甲酚与鼻咽癌有确定的相关性,并且可能与上呼吸道其他部位的肿瘤有关,如鼻黏膜和鼻窦。"戊二醛是为替代 FC 而使用的一种牙髓处理剂,应用于牙髓切断术的浓度为 2%～5%。它与 FC 相比毒性低、无免疫方面的不良反应;渗透作用有自限性,其分子不渗透出根尖孔;经处理的牙髓其凝固性坏死过程是不可逆的,且立即固定生效;同 FC 一样有较高的临床成功率。

2.FC、戊二醛牙髓切断术操作要点

应对患牙施行良好的局部麻醉,用橡皮障或棉卷等方法严格隔湿、防止污染。尽量去除腐质后,喷水高速涡轮手机和球钻下用"揭盖法"揭去髓顶,操作中注意冷却降温,尽量减少对牙髓的刺激。用无菌慢速手机大球钻或尖锐的挖匙去除冠髓,直视下观察牙髓状况。如果去净冠髓后出血量大,且不易止血,说明牙髓感染不仅限于冠髓,根髓已受感染,不再是牙髓切断术的适应证,应改为根管治疗术。在去净冠髓后用生理盐水充分冲洗,去除所有牙本质碎屑和牙髓残片等碎屑,创面充分止血。用无菌小棉球蘸 1:5 FC 或 2% 戊二醛药液放在根管口牙髓断面处行药浴 1 分钟,药浴时切忌棉球过饱和,以免损伤深部的牙髓和通过髓底的副孔和副管损伤根分歧组织。用氧化锌丁香油水门汀作为盖髓剂置于根管口处行盖髓处理,切忌向牙髓方向加压。为预防微漏对牙髓组织的二次感染,应对该牙严密垫底充填,金属预成冠是首选的修复方法。

3.乳牙氢氧化钙牙髓切断术

乳牙氢氧化钙牙髓切断术是真正意义上的活髓切断术。氢氧化钙牙髓切断术后的组织学变化:与氢氧化钙接触的牙髓组织出现表面坏死层,其下方是一层局限的炎症浸润带,再下方是正常牙髓,从牙髓深层未分化细胞分化出成牙本质细胞排列在正常牙髓的表面,可形成牙本质桥。尽管氢氧化钙牙髓切断术在年轻恒牙牙髓治疗中已被公认为是一种成熟的方法,在乳牙中的应用还在研究中。用纯氢氧化钙作乳牙牙髓切断失败的主要原因是:纯氢氧化钙过强的碱性导致牙髓组织弥漫性炎症,造成根内外吸收及根周组织病变。速硬氢氧化钙制剂和碘仿复合氢氧化钙为盖髓剂,可改变其强碱性,降低了其对牙髓的毒性,增加了抗炎作用,取得了良好的临床效果。

4.牙髓切断术的术后观察和评估

牙髓切断术后需进行临床追踪观察 2～4 年以确定是否成功。因乳牙牙髓感染时可没有明显的主诉症状,在追踪观察中,必须通过临床检查和 X 线片检查对疗效进行全面评估。临床成功指标:患牙无不适主诉、牙齿无叩痛、无异常动度、牙龈无红肿和瘘管,X 线成功指标:无病理性牙根内外吸收、根分歧和根尖无病变、恒牙胚继续发育,如果用氢氧化钙为盖髓剂,可见牙本质桥形成(非必备指标)。

(三)乳牙根管治疗术

根管治疗术是保留牙齿的最后治疗手段,一般来说,根管治疗术不能保留的牙齿意味着该牙将不得不被拔除,所以掌握根管治疗的禁忌证尤为重要。根管治疗的禁忌证:牙根吸收 1/3 以上、根尖周广泛病变或波及恒牙胚的病变、髓室底较大穿孔、根尖牙源性囊肿或肉芽肿。目前国内外常用的乳牙根管充填材料有氧化锌丁香油糊剂、氢氧化钙制剂(如 Vitapex)、碘仿糊剂制剂(如 KRI 糊剂)等。

1.乳牙根管治疗的临床操作要点

(1)术前 X 线片:乳牙根管治疗前一定要拍摄 X 线牙片帮助判断牙根的情况。在 X 线片上,不仅要观察牙根周围组织是否存在病变以及病变的范围,还应观察有无牙根内外吸收和根管钙化的存在,以及牙根的解剖形态,这些都是影响乳牙根管治疗成功与否的重要因素。

(2)牙髓失活和摘除:提倡采用局部麻醉的方法,在无痛状态下摘除牙髓,也可用化学失活的方法,将牙髓失活后达到无痛状态再摘除。常用的化学失活剂有多聚甲醛制剂。成品牙髓化学失活剂多采用的是 Aeslick 失活剂配方(1.0 g 多聚甲醛、0.06 g 利多卡因、0.01 g 胭脂红、1.3 g 聚乙二醇和 0.5 g 丙烯乙二醇)。国内也常用金属砷制剂作为失活剂,由于金属砷是对人体有害的重金属,应用时要慎重,避免引起砷剂对牙龈组织的化学性烧伤,特别是在有根吸收存在时,砷剂易从开放的根尖孔进入到牙根周围组织引起化学性烧伤,故乳牙根吸收＞1/3

时,禁用金属砷失活制剂,另外,也应注意防止砷剂脱落入口,使患儿误吞后引起慢性中毒。

(3)根管预备:乳牙根管预备的目的是彻底去除根管内残留的牙髓碎片和根管壁被污染的表层牙本质等感染物质,并通畅细窄的根管,使随后的根管充填更加便利。由于乳牙的根尖孔较大,且常呈开放状,加之牙根呈抱球状,所以,在乳磨牙根管预备时不强调"根管整形",不必拉直根管。干燥情况下预备根管易造成根管锉的折断,根管预备时应保持根管内湿润。为安全起见,在乳磨牙根管预备时慎用机用旋转扩根器。

在根管预备中应结合药物洗涤根管,清除根管内残留的牙髓组织和碎屑,常用的根管冲洗药物有2％～5％氯胺T钠、2.00％～5.25％次氯酸钠、5％～10％EDTA、1.5％～3％过氧化氢溶液和生理盐水等。在药物冲洗治疗过程中,应注意保护儿童的口腔黏膜。由于这些根管冲洗药物不同程度上都有些异味,易引起孩子的不快和恶心,使用橡皮障可很好地解决这个问题。没有橡皮障时,可采用强力排唾器和棉卷等隔湿方法,以避免大量根管冲洗药物流入患儿口腔。

乳牙根尖孔狭窄部常不明显,特别是在根吸收的情况下,临床上不易确定准确的根管工作长度。由于工作原理的限制,一般的电子根管长度测量仪常不适用于乳牙。为避免对乳牙下方恒牙胚的损伤,常用的做法是初步确定根管工作长度为短于X线片根尖处2 mm,并结合临床实际情况加以校正。

在乳牙牙根尚未形成前和根吸收1/3以上的情况下,根管消毒时应慎用FC和戊二醛等引出蛋白凝固坏死的药物,因其可能造成根周组织的损害,严重时可能引起恒牙胚的损伤。在牙根吸收多于1/3时,应选用樟脑酚(CP)、碘仿和氢氧化钙药尖等药性温和的药物进行髓腔和根管消毒。儿童使用根管消毒药物时应注意保护周围软组织,因为孩子的牙龈黏膜组织非常娇嫩,比成人更容易被化学药品烧伤。

(4)根管充填:乳牙根管充填常用的方法有加压注射充填法和螺旋输送器充填法。加压注射充填法是用特殊的根管内注射器伸入根管内距根尖2 mm左右处,把根管充填药物加压注入根管的同时逐渐后退直至根管口,使药物充满根管。Vitapex是常用的碘仿-氢氧化钙加压注射充填药物。螺旋输送器充填法可把临床上所用的任意一种糊剂性根管充填药物送入根管,其方法是把蘸有根充糊剂的螺旋输送器针送入根管至距根尖2 mm处,开启输送器并轻轻上下提拉数次,使糊剂充满根管。此方法对根管预备要求较高,在根管特别弯曲和根管狭小时不宜使用,用螺旋输送器充填乳牙时要求输送针有很好的柔韧性,否则可能造成螺旋形输送器针折断于根管内。

(5)牙体修复:乳牙相对而言髓腔大牙体组织薄,根管治疗后容易造成牙体组织劈裂,且乳牙易发生继发龋,故乳牙磨牙根管治疗后,牙体组织修复的首选方法是不锈钢预成冠。

2.术后复查

乳牙根管治疗对恒牙胚的任何影响都应该引起儿童牙医的高度重视。乳牙根管治疗后需定期复查,间隔期一般为3～6个月。临床检查中治疗牙应无疼痛、咬合不适、异常动度和牙龈红肿及瘘管等症状。在X线片复查时,根周组织无病变出现,或原有根周组织病变消失或缩小;包绕恒牙胚周围的骨硬板完整;与术前X线片相比较,恒牙胚继续发育;发育程度应与对侧同名牙相仿。在复查中如发现牙齿有异常动度和瘘管等症状,提示根周组织存在病变,X线片上如原有根周组织病变扩大,恒牙胚周围的骨硬板不完整,则提示需拔除病灶牙,以免影响恒牙胚的发育。乳磨牙拔除后,应根据齿龄发育阶段和咬合情况,决定是否需用间隙保持器来保持牙弓长度。

四、年轻恒牙的牙髓状态判断

(一)疼痛史

当患牙出现激惹性疼痛时,常说明牙髓处于充血状态,一旦出现自发痛,说明牙髓有广泛的炎症,甚至牙髓坏死。除龋坏以外,前磨牙畸形中央尖的折断是导致牙髓感染引发疼痛的常见病因,检查中要注意确认有无折断的畸形中央尖。

(二)叩诊和牙齿动度

牙齿的叩痛和过大动度常说明牙根周围组织处于充血、炎症状态,在没有其他非龋因素存在时,说明牙髓存在感染,且牙髓感染已通过根尖孔扩散到牙根周围组织,故叩诊和牙齿动度检查对牙髓状态的判断是很有意义的。由于年轻恒牙的生理动度偏大,且个体差异较大,在牙齿动度检查时,应注意与健康的对照牙相比较再下结论。

(三)露髓和出血

龋源性露髓在露髓孔周围是较硬的牙本质时,露髓孔的大小与牙髓感染的范围呈正比关系,当露髓孔周围是软化牙本质时,说明腐质尚未去净,此时真正的露髓范围还不能确定,应进一步去腐直至周围是较硬的牙本质时,才能较为准确地判断露髓的范围。一般露髓处牙髓出血的量和颜色,对判断牙髓的感染程度有参考价值。如露髓处有较多暗红色出血且不易止血时,常说明牙髓感染较重;反之,牙髓感染较轻且局限。

(四)牙髓测验

一般的牙髓电测量仪对年轻恒牙不适用,因为年轻恒牙的根尖孔尚未形成,呈开放状态,不能形成根尖部的高电阻回路。临床上常用牙髓温度测量法,特别是热牙胶法,对年轻恒牙的牙髓状态进行判断,常能取得较为可靠的结果。正确的热牙胶测方法是用棉卷隔湿并干燥牙面后,从对照牙到可疑患牙进行测试,测试部位一般选在牙齿的颊面无龋部,注意避免烫伤牙龈和口腔黏膜组织。

(五)X 线片检查

在年轻恒牙治疗前拍摄 X 线牙片,应观察龋洞与髓腔的关系、有无修复性牙本质层形成。与乳牙一样,如果在龋洞的下方有修复性牙本质层出现,说明牙髓存在良好的修复防御能力,相对于外界细菌侵入的速度来说,牙髓的防御能力较强,牙髓可能处于相对健康的状态。此外,还应观察有否有根管钙化或内吸收。一般来说,年轻恒牙发生根内吸收的机会远低于乳牙。应观察牙根发育情况,根尖周组织有否病变,病变范围,病变对年轻恒牙牙乳头的侵害程度。年轻恒牙牙根发育程度对牙髓治疗方法的选择有很大影响。对发育程度低的开放根尖孔的年轻恒牙,由于血运丰富,可建立一些侧支循环对牙髓组织的修复性反应有利,待牙根逐渐发育完成,根尖孔狭窄形成,牙髓的血运将变差,逐渐失去了建立侧支循环的能力。所以,越是年轻的恒牙对活髓治疗的反应比发育成熟的恒牙反应越好。若年轻恒牙存在长期慢性轻度感染时,可出现根尖区牙槽骨骨白线增宽,密度增加的现象,这是机体的一种修复性反应。年轻恒牙的 X 线片上在根尖部有边界清晰局限性的透影区(牙乳头),这是牙根形成过程中的正常影像,需与根尖部的病变进行鉴别。

五、年轻恒牙的牙髓治疗

年轻恒牙牙髓治疗的原则是尽量多的保存活髓,尤其是保存活的根尖牙乳头使牙根继续发育完成。

(一)间接牙髓治疗术或称二次去腐法

在年轻恒牙深的龋洞治疗时,如果临床判断牙髓仅存在极轻微的可逆性的炎症,而完全去净腐质会导致露髓时,可采用间接牙髓治疗术,或称二次去腐法来保存活髓。具体来说是在初次治疗时,去腐中有意识地保留洞底接近牙髓的部分软化牙本质,并进行促进修复性牙本质形成及软化牙本质再矿化的治疗,经过一定时间出现了修复性牙本质层及软化牙本质的再矿化后,再将剩下的软化牙本质去除,并完成最终修复。这种方法避免了因去腐露髓所造成的对牙髓的直接损伤,因而可以保存牙髓的活力并促进牙齿的正常生长发育。

1.适应证

深的龋洞近髓但无牙髓炎症状,如果一次完全去净腐会导致年轻恒牙露髓。间接牙髓治疗的成功关键在于对患牙牙髓状态的准确判断,排除不可逆性牙髓感染的情况。应拍摄术前 X 线片来观察龋洞与髓腔的解剖关系、牙根发育状态和有无根尖病变。一般来说,在发育上越是"年轻"的牙齿、血管含量越丰富、牙髓组织代谢越旺盛、抗感染能力越强、自我修复能力越强,对治疗的反应越好。

2.禁忌证

闭锁性牙髓炎、牙髓坏死等牙髓感染。

3.操作要点

临床操作应在麻醉无痛状态下进行,尽可能地去除腐质,特别是湿软的细菌侵入层。注意保护髓角,对即将露髓处可留少许软化牙本质,避免穿髓。可选用大号球钻去腐。操作中注意冷却,同时避免用高压气枪强力吹干窝洞,因为高压气枪强力吹干时可引起牙本质小管内压力改变,造成虹吸现象,把成牙本质细胞突吸入牙本质小管,引起细胞变形,损伤牙髓。间接牙髓治疗常用的制剂为速硬氢氧化钙制剂。间接盖髓后应用速硬氧化锌丁香油水门汀、聚羧酸水门汀、玻璃离子水门汀等严密封闭窝洞,可用玻璃离子水门汀、复合体、光固化复合树脂或银汞合金等作暂时性修复以避免因微渗漏造成的牙髓继发感染。

间接牙髓治疗后患儿应无发自性痛,如术前有冷热刺激痛者,症状应逐渐减轻至消失,且牙髓应保持正常活力。一般来说,术后 3 个月左右在 X 线片上可观察到修复性牙本质层的出现,术后 6 个月左右,X 线片上常可观察到连续的有一定厚度的修复性牙本质层,此时可打开窝洞行二次去腐。当暂时性修复体和间接盖髓剂被去除后,可见原残留软化牙本质的颜色变浅,质地变干变硬,所去腐质常呈粉末状。待去净腐质后,应再次间接盖髓和严密垫底,方可完成永久性充填。在选择垫底材料时应注意避免使氧化锌丁香油水门汀与复合树脂类材料相接触,因为丁香油酚对树脂的聚合反应有抑制作用,会降低树脂的强度。在修复大面积牙体缺损时应注意,因为年轻恒牙牙龈位置不稳定,所以早期修复时确定修复体的牙龈线位置是比较困难的,需定期复查酌情处理。

(二)直接盖髓术

1.适应证

意外露髓时露髓孔小于 1 mm,外伤露髓在 4～5 小时,露髓孔小于 1 mm,且露髓孔表面无严重污染。

2.禁忌证

湿软的细菌侵入层腐质未去净而露髓、外伤后露髓时间过长或露髓孔有严重污染、有自发痛史等各种牙髓炎症状态。

3.盖髓剂

主要为氢氧化钙制剂,如 Dycal、Life、Alkaliner 等。

4.操作要点

与间接牙髓治疗一样在术前对患牙牙髓状态应有准确的判断。拍摄术前 X 线片。严格的隔湿、消毒、防污染,最好用橡皮障隔湿。注意有时刚萌出的牙临床冠短,没有倒凹,橡皮障安装困难,可采用强力吸唾器和棉卷隔湿。操作中注意冷却,露髓孔只能用棉球轻轻地擦干,避免用高压气枪强力吹干,尽量减少对牙髓的刺激。盖髓剂应置于露髓孔处,切忌向牙髓方向加压。盖髓后应该用有足够强度的速硬材料垫底后严密充填,避免牙髓继发感染。

5.术后复查

直接盖髓术后牙髓应保持正常的活力。年轻恒牙的牙髓活力判定不能简单依靠单项指标,如牙髓电测无反应时,不能说明牙髓坏死,因为一般的牙髓电测仪不适用于年轻恒牙,正常的年轻恒牙中以亦有相当比例的牙髓对其无反应。应通过综合指标判断(患者主诉、临床检查、X 线片等)。

一般来说,术后 3 个月左右在 X 线片上可观察到覆盖露髓孔处有牙本质桥出现。牙本质桥的形成常被当作直接盖髓术成功的一个标志,但在临床上有个别病例在牙本质桥形成后 2～3 年或更长的时间后,当牙根发育完成后,牙齿不再"年轻"时,出现急慢性牙髓感染或根尖周组织感染的症状,甚至出现弥漫性根管钙化＋根尖病变的情况。

(三)年轻恒牙牙髓切断术

牙髓感染为仅限于冠髓而根髓尚未受到侵犯的冠髓炎状态时,可用牙髓切断术的方法,去除感染的冠髓,保留未感染的根髓,使年轻恒牙的牙根能够继续发育。如牙外伤露髓孔大于 1 mm,或时间长于 5 小时,短于 24 小时,龋源性露髓孔较大,但出血颜色鲜红且无自发痛史,X 线片观察患牙无根周组织病变者。

各种牙髓的弥漫性感染为本治疗的禁忌证。

年轻恒牙牙髓切断术前在对患牙牙髓状态有准确的判断的同时,应摄术前X线片,特别注意观察牙根发育状态,为以后的术后观察提供参照。临床操作应在无痛状态下进行,严格的隔湿、消毒、防污染,最好用橡皮障隔湿。首先应尽量去除露髓孔以外部分的腐质,减少对牙髓的术中污染。高速涡轮手机和球钻下用"揭盖法"揭去髓顶,操作中注意冷却降温,尽量减少对牙髓的刺激。用无菌慢速手机大球钻或尖锐的挖匙去除冠髓,直视下观察牙髓状况,如冠髓是否成形、出血的量及颜色等,帮助再次确诊牙髓的炎症范围。去净冠髓后用生理盐水充分冲洗,去除所有牙本质碎屑和牙髓残片等碎屑,创面充分止血,必要时可使用局部止血剂。用盖髓剂覆盖牙髓断面,切忌将盖髓剂加压放入牙髓。常用的盖髓剂有氢氧化钙制剂等。盖髓后要用速硬材料严密垫底充填修复,避免继发牙髓感染。

年轻恒牙牙髓切断术后应对患者进行追踪观察,直至牙根完全形成。治疗后的牙齿,应保持活髓状态,X线片检查牙根继续发育、无根内外吸收、根尖无病变、切髓断面的下方有牙本质桥形成。一般来说,术后3个月左右在X线片上可观察到牙本质桥的形成,牙本质桥的厚度在1年内随时间不断增加,1年以后其厚度无明显变化。年轻恒牙冠髓切断术治疗后的牙齿待牙根完全形成后,可视牙体修复等情况的要求改做根管治疗。年轻恒牙冠髓切断术后与直接盖髓术后相同,同样存在着当牙根发育完成后,出现根髓变性和弥漫性根管钙化的危险,所以,多数学者主张,待牙根完全形成后,应该改为根管治疗。

有学者主张对污染轻的因外伤引起的牙髓外露,没必要去除整个冠髓,可施行部分冠髓切除术,即用无菌大球钻去除露髓孔附近的牙髓,用氢氧化钙制剂等盖髓剂覆盖牙髓断面后严密充填牙齿。这样治疗的优点是对牙髓损伤小,将来为改作根管治疗而打通钙化桥时,操作相对容易且安全。

(四)牙根形成术

牙根形成术是牙髓切断术的延伸,当年轻恒牙部分根髓受到感染,根尖牙髓和牙乳头组织基本正常时,用清除感染部分牙髓,保留根尖基本正常的牙髓和牙乳头组织,使牙根继续发育形成的方法称为牙根形成术,有时也被称为部分根髓切断术。主要充填材料为氢氧化钙制剂(如Vitapex等)。临床操作要点与牙髓切断术有很多相似,只是比前者切除牙髓的水平要深些。根尖成形术后的年轻恒牙齿,由于保存了基本健康的牙乳头,与牙根正常发育有密切关系的霍特威上皮根鞘亦基本正常,术后牙根可正常发育,形成基本生理性的牙根尖形态。

(五)根尖诱导成形术或根尖封闭术

当年轻恒牙出现牙髓感染、坏死分解或根尖周病变时,用根管内治疗的方法诱导牙根继续发育,根尖孔缩小或闭所,称为根尖诱导成形术或根尖封闭术。

1.充填材料

以牙根未发育完成牙为治疗对象时,所使用的根管充填材料应具备以下性质:有一定抗菌能力、能促进硬组织形成、有良好的组织相容性。主要为氢氧化钙制剂(如 Vitapex 等)和碘仿制剂等。

2.操作要点

应拍摄术前 X 线片,观察根发育状况和根尖病变情况,帮助确定牙根工作长度。由于年轻恒牙牙根尚未发育完成,无明显的根尖狭窄处,常用的根管长度测量仪不适用于年轻恒牙的牙根,不易准确判定根管工作长度,一般以 X 线片根尖孔上方 2～3 mm 处为标志,并结合手感确定根管工作长度。

去除感染牙髓时,只能在局部麻醉下摘除牙髓,不能用化学失活的方法。按活髓切断术的常规要求进行清洁消毒并用橡皮障隔湿,尽可能地创造一个相对无菌的操作环境,避免对残存活牙髓和根尖周组织的刺激和损伤,避免将牙本质碎片嵌入牙髓中而引起二次感染。年轻恒牙的根管壁薄,不要反复扩大根管,避免造成侧穿,清洁根管主要用洗涤的方法,提倡用超声波法洗涤根管。在用超声波法清洗根管时,为避免根管挫与根管壁接触后损伤管壁牙本质,应选用小号 K 型根管锉(如 15# 或 20# 锉),使根管锉悬于根管中,并保持根管内有足够量液体降温的条件下,用超声震荡方法可有效去除根管内的腐质、碎屑等感染物。常用的根管冲洗药物有 2%～5%氯亚明、2.00%～5.25%次氯酸钠、5%～10%EDTA、3%过氧化氢溶液和生理盐水等。年轻恒牙根管消毒时应避免用刺激性药物,如 FC、戊二醛等。可选用氢氧化钙药尖、碘仿、樟脑酚(CP)和木溜油等无蛋白凝固性作用的药性温和的根管消毒药物。

根管充填常用的药物为氢氧化钙制剂,如 Vitapex 等,充填时应尽量做到恰填,切忌超填,因为超填可能造成根尖牙乳头的损伤,使牙根停止发育,也可能引起继续形成的牙根发育畸形。根管充填药物后,可选用暂时性充填材料修复牙体组织。

3.术后根管充填

在根尖病变完全愈合,根尖孔形成或根尖封闭后,应取出根管内的药物,用超声波法等方法,对根管进行彻底洗涤之后,行严密的永久性根管充填术。此时,因通过根尖诱导形成的根尖硬组织结构薄弱,且根管壁薄,强度差,操作中应避免粗暴性动作对新形成的根尖硬组织和根管壁结构的损伤。另外,选择根管充填方法时应充分注意到此种恒牙根管粗大、不易严密充填的特点,可采取侧压充填法、三维低热牙胶注射法等根充材料体积收缩性小的方法充填根管。

4.根尖诱导成形术的术中观察和预后

在年轻恒牙根尖诱导治疗过程中,应保持密切追踪观察。首次复查的时间一般在第一次根管放药后的1～3个月。一般来说,术前牙髓感染越重,首次复查间隔的时间应越短。复查时除作常规临床检查外,应拍摄X线片,观察根尖病变的变化、根内充填药物是否被吸收、牙根是否继续发育。首次复查时一般要更换根管内充填的药物。因为在第一次根管放药时,根内可能存留少许活的根髓或根尖牙乳头组织,这些组织常有一定的炎症,而非完全健康的正常状态,当根管充入的药物与这些组织接触时,接触面的药物与组织炎性渗出物和细菌产物发生作用,使药物变性、效价降低。复查时需取出这些根管内的药物,洗涤根管后重新作根管内药物充填。以后每3～6个月拍摄X线片复查,根据根尖病变恢复情况和牙根继续发育情况,更换根管内充填的药物。

根尖诱导成形术后牙根发育的情况,很大程度上取决于是否有残留的根髓和根尖牙乳头(或称有郝特威希上皮根鞘的存留),及这些残存组织的活性,所以当病变波及大部分的根髓时,治疗操作过程中一定不要对根尖周组织造成额外的损伤,尽可能多的保存根尖周组织的活力是治疗成功的关键。

以牙根尚未发育完成的年轻恒牙为治疗对象的牙髓治疗中,尽可能多的保存活髓,以便牙根有可能按正常生理方式或尽可能接近生理状态下继续发育至完成是总的治疗原则。在实际临床治疗过程中,可根据患牙牙髓感染程度的不同,采取间接牙髓治疗、直接盖髓、冠髓切断术、牙根形成术和根尖诱导成形术的方法,在不同水平上尽可能多的保存牙髓和根尖的活组织。由于年轻恒牙处于生长发育的动态过程中,无论采取何种治疗方法,严密的术后追踪观察,是保证最终治疗成功的重要手段。

第三节　儿童牙周组织疾病

牙周组织疾病包括牙龈病和牙周疾病,儿童及青少年常见的牙龈病如边缘性牙龈病,青春期龈炎、增生性龈炎及药物性牙龈增生等属于菌斑性牙龈病,遗传性牙龈纤维瘤属于非菌斑性牙龈病,牙周疾病中的侵袭性牙周炎在青少年中较为常见,分为局限性与弥漫性,乳恒牙列均可见。除此之外,与血液病有关的牙周炎,与遗传有关的牙周炎也是青少年较为常见的全身病表征的牙周炎。

一、边缘性龈炎

边缘性龈炎又称单纯性龈炎,特点是牙龈缘附近的组织炎症,没有附着丧失或牙槽骨破坏。是由于牙龈缘和龈沟内生物膜中的细菌引起的,某些局部因素在儿童牙龈炎中起到重要作用:牙列拥挤或佩戴矫治器时不利于口腔卫生清洁,容易发生牙龈炎。口呼吸导致上颌唇侧牙龈慢性干燥脱水,容易产生局限性牙龈炎。

(一)诊断

(1)牙龈的颜色及形态发生改变,一般仅限于游离龈及龈乳头。牙龈增生时牙间乳头和游离龈体积增大,组织充血发红,肥大的牙龈柔软,表面光滑发亮。

(2)牙龈有炎性肿胀或增生时,龈沟可加深到 3 mm 以上,但上皮附着仍位于正常的釉牙骨质界处,无附着丧失。

(3)探诊轻探龈沟容易出血。

(4)龈沟液渗出增多。

(5)一般无自发性出血,常因刷牙或咬硬物时出血。

(6)局部刺激因素:①常可发现局部刺激因素:牙列拥挤,佩戴矫治器,清洁效果差等。②口呼吸习惯。

(二)鉴别诊断

牙周炎:牙龈炎无附着丧失和牙槽骨吸收。

(三)治疗

(1)牙龈炎是可逆的,帮助患儿认真刷牙,彻底清除菌斑、牙石及软垢。

(2)改善口腔卫生状况可使症状缓解、消失。口呼吸习惯的患者,应排除鼻咽疾病后,纠正不良习惯。

(3)炎症性牙龈增生可以通过改善口腔卫生控制菌斑得到缓解,一般不需要牙龈切除手术治疗,较为严重的可酌情手术修整外形。

二、青春期龈炎

青春期龈炎是指发生于青春期少年的慢性非特异性牙龈炎,女性略多。

主要部位为前牙唇侧的牙间乳头和龈缘,舌侧较少发生。

(一)临床检查

(1)唇侧龈缘及牙间乳头明显肿胀,乳头常呈球状突起,龈色鲜红或暗红,光亮,质地软。

(2)龈沟可加深形成龈袋,但附着水平无变化。

(3)探诊容易出血。

(4)一般无自发性出血,常因刷牙或咬硬物时出血。

(二)局部刺激因素

(1)常可发现局部刺激因素:牙列拥挤,佩戴矫治器,清洁效果差等。

(2)患儿正处于青春期,内分泌特别是性激素的变化比较明显。

(三)鉴别诊断

牙周炎:牙龈炎无附着丧失和牙槽骨吸收。

(四)治疗

(1)洁治术去除菌斑和牙石。

(2)或可配合局部药物治疗,如龈袋冲洗及袋内上药。

(3)病程长且过度肥大增生者常需手术切除。

(4)必须教会患者正确刷牙和控制菌斑的方法,养成良好的口腔卫生习惯,以防止复发。

三、增生性龈炎

增生性龈炎是指牙龈组织受到局部因素刺激而发生的慢性炎症。表现为牙龈组织明显的炎性肿胀,同时伴有细胞和胶原纤维的增生。多见于青少年。

好发部位为前牙唇侧。

(一)临床检查

(1)上、下前牙的唇侧牙龈缘呈深红或暗红色,松软光亮。

(2)龈缘肥厚,龈乳头呈球状增生,龈沟深度超过 3 mm,但附着无丧失。

(3)探诊容易出血。

(4)病程较长的患者,牙龈的炎症程度减轻,颜色变浅或接近正常,探诊出血亦减轻。

(二)局部刺激因素

(1)常可发现局部刺激因素:菌斑,牙石,食物嵌塞,牙列拥挤,佩戴矫治器,清洁效果差等。

(2)口呼吸,前牙唇侧牙龈暴露于干燥的空气中而不断受到气流的刺激,使牙龈肿大的发生率较高。

(三)鉴别诊断

(1)药物性牙龈增生:多有药物长期服用史。

(2)牙龈纤维瘤病:多有家族史,牙龈增生范围广泛、程度重。

(四)治疗

(1)去除一切刺激因素:洁治术去除菌斑和牙石;针对口呼吸的原因进行治疗。

(2)可配合局部药物治疗,如龈袋冲洗及袋内上药。

(3)牙龈纤维增生的部分常需手术切除并施行牙龈成形术。

(4)必须教会患者正确刷牙和控制菌斑的方法,养成良好的口腔卫生习惯,以防止复发。

四、药物性牙龈增生

药物性牙龈增生指长期服用某些药物可能导致牙龈增生。抗癫痫药物苯妥英钠,免疫抑制剂环孢菌素和钙通道阻滞剂。环孢素用于抑制器官移植时宿主的排斥反应,也用于治疗自身免疫性疾病。钙通道阻滞剂如硝苯地平和尼群地平是治疗心脏病的药物,有时用于控制儿童高血压。长期服用这类药物有可能导致牙龈增生。某些患者的遗传或基因背景可能造成牙龈增生的敏感性增高。

(一)诊断

(1)药物性牙龈增生没有疼痛。增生的牙龈呈纤维性粉白色,质地坚韧,一般不出血。肥大起始于牙间区域,可能呈分叶状,逐渐蔓延至牙龈缘,严重时覆盖牙冠,影响恒牙的萌出和咬合。

(2)临床诱发因素:仔细询问病史和用药情况,常可辅助判定。服用苯妥英钠1～6个月即可开始出现龈乳头增生。

(二)鉴别诊断

慢性炎症性牙龈增生:慢性炎症性牙龈增生组织充血发红,容易出血,多有局部刺激因子。

(三)治疗

(1)药物性牙龈增生缓慢,停药可以得到一定程度的缓解。

（2）通过洁治清洁牙菌斑、牙石、软垢等局部刺激，可以减轻牙龈增生。

（3）如果不能停药，增生很严重影响美观或造成功能障碍，或产生牙周袋不能很好维持健康状态时，可以手术切除肥大的牙龈，但是如果继续服药容易复发。

（4）手术可以采取牙龈切除术或内斜翻瓣术。切除术后的不适可能会很明显，对于不能做到知情同意的患者一定要对手术的利弊进行权衡。

（5）建议开始服用苯妥英钠等药物前，应先进行口腔检查，消除可能的刺激因素，服药期间认真刷牙，保持口腔卫生，定期复查，可以减轻本病发生。

五、遗传性牙龈纤维瘤

遗传性牙龈纤维瘤病又名特发性牙龈纤维瘤病，为牙龈组织的弥漫性纤维增生。

（一）诊断

（1）最早可发生于乳牙萌出后，一般开始于恒牙萌出之后。

（2）牙龈广泛地逐渐增生，可累及全口的龈缘、龈乳头和附着龈，甚至直达膜龈联合处，以上颌磨牙腭侧最为严重。

（3）增生的牙龈可盖住部分或整个牙冠，以致妨碍咀嚼，牙齿可发生移位。增生的牙龈颜色正常，组织坚韧，表面光滑，有时也呈结节状。

（4）不易出血。

（二）鉴别诊断

药物性牙龈增生：有服药史而无家族史，牙龈增生主要累及龈缘和龈乳头。

（三）治疗

（1）牙龈成形术：切除增生的牙龈并修整外形。

（2）应给予患者教育进行良好的菌斑控制。

六、萌出性龈炎

萌出性龈炎指牙齿萌出初期牙龈组织发生的暂时性炎症性改变，可能与萌出时不适继发引起的咀嚼、触碰擦伤或牙冠周围的食物及软垢堆积感染造成。

（一）诊断

（1）常见于乳牙和第一恒磨牙萌出时。

（2）表现为沿牙冠的牙龈组织充血，但无明显的自觉症状，随着牙齿的萌出而渐渐自愈。

(3)发生于乳牙萌出前时,临床有时可见覆盖牙的黏膜局部肿胀,呈青紫色,内含组织液和血液,有萌出性囊肿之称。

(4)一般不会影响牙的萌出。

(二)鉴别诊断

边缘性龈炎:结合牙的萌出时间不难确诊。

(三)治疗

(1)加强局部清洁,可配合局部清洗。

(2)若萌出受阻,需切开去除部分牙龈组织,使牙冠外露。

七、慢性牙周炎

慢性牙周炎是最常见的一型牙周炎。牙周组织由牙龈、牙周膜、牙骨质和牙槽骨组成,合称为牙周支持组织。牙周组织病的病因分为局部和全身的两个方面。局部的细菌、牙菌斑、牙石、殆创伤、食物嵌塞等加上机体的易感性,使牙周组织的牙周附着丧失、牙槽骨吸收、形成牙周袋。其中,局部因素特别是细菌和牙菌斑占重要位置。

(一)症状

(1)牙周病属于慢性病,初期没有自主症状,偶有牙龈出血。

(2)随疾病发展,牙龈出血加重,口腔异味。牙周胀痛,能定位,出现牙齿敏感,牙齿松动,咀嚼无力。

(3)深牙周袋达根尖可引起逆行性牙髓炎,出现牙髓炎症状。

(4)牙周脓肿时疼痛剧烈,持续性疼痛、跳痛。

(二)体征

(1)一般多个牙受累,有对称性。

(2)牙龈水肿松软变厚,龈缘圆钝,与牙面分离,牙龈呈红色或暗紫色。

(3)牙周附着丧失,牙周袋形成,牙周溢脓。X线片显示牙槽骨吸收,牙周溢脓。

(4)牙齿松动、移位。

(5)可有龈下牙石。

(三)鉴别诊断

根尖周炎:有牙体病损,急性期有牙齿松动,炎症去除后,松动明显好转。无牙周袋。

(四)局部治疗

单纯性牙周炎以局部治疗为主,全身治疗为辅。

(1)局部用药:如用1.0%～1.5%过氧化氢溶液含漱,牙周袋内使用碘甘油。

(2)控制菌斑、龈下刮治及根面平整:改变牙周袋内环境,使牙周袋在炎症消退后变浅。

(3)牙周袋及根面药物处理:刮除龈下牙石后,对内壁的病理性肉芽用腐蚀性药物处理,使袋壁瘢痕化,牙周袋变浅,炎症消失。常用的药物有:枸橼酸,碘酚,铬酸复方碘液等。

(4)手术清除牙周袋:浅袋可彻底切除,深袋可用内壁刮除术、切除新附着术、翻瓣术。

(5)松动牙固定术:用金属丝结扎以复合树脂加固形成牙周夹板,将一组患牙连接在一起,使𬌗力分布于一组牙上。

(6)调𬌗:磨除过高牙尖,去除咬合创伤。

(7)拔除不能保留的患牙:严重的无法挽救的患牙必须及早拔除。

(五)全身治疗

慢性牙周炎一般不用抗生素类药,当急性发作时可给予抗生素。

(1)选用促使牙周组织修复及辅助改善炎症的药物,如牙周宁、中药固齿剂、维生素类药。

(2)控制系统疾病以阻止对局部组织不良影响。如控制糖尿病、消化系统疾病等。

(3)口服抗生素或用甲硝唑类药物。

(六)并发症及处理

定期口腔检查,牙周洁治。

八、侵袭性牙周炎

按照牙周疾病新分类,侵袭性牙周炎分为局限型和弥漫型。恒牙列及乳牙列均可受累。局限型侵袭性牙周炎的某些病例表现为常染色体显性遗传,发生于青少年时与白细胞趋化功能障碍有关。除了遗传背景,局限型侵袭性牙周炎(旧称局限型青少年牙周炎)患者口内检出大量伴放线杆菌;弥散型侵袭性牙周炎患者口内伴放线杆菌的检出水平不如局限型侵袭性牙周炎,细菌情况更类似于慢性牙周炎。发生于乳牙列的局限型侵袭性牙周炎(旧称局限型青春前期牙周炎)是由细菌致病的,同时伴发特异的宿主免疫缺陷,可以发展为恒牙列局限型侵袭性牙周炎,也可能是发生在不同年龄的同一种疾病。

(一)恒牙列局限型侵袭性牙周炎

(1)青春期前后发病多见,女性多于男性。

(2)临床特征表现为恒切牙和第一恒磨牙附着和牙槽骨丧失,至少波及两颗恒牙,其中一个为第一恒磨牙,恒磨牙及切牙以外的牙不超过两颗,一般左右对称。

(3)早期出现牙齿松动和移位,上颌切牙表现为扇形散开,磨牙较少移位。

(4)早期牙龈炎症轻微,菌斑及牙石很少,可探及深牙周袋,探诊易出血。

(5)晚期可出现牙周脓肿,但牙周组织的破坏程度和局部口腔卫生状况不太相符。

(6)X线片显示特征性的牙槽骨破坏。第一恒磨牙为垂直型骨吸收,近远中均有骨吸收时表现为"弧形吸收";切牙表现为水平型骨吸收。

(二)恒牙列弥散型侵袭性牙周炎

(1)侵犯第一恒磨牙和切牙以外的牙数在3颗以上,可侵犯所有牙齿,没有自限性。

(2)牙龈附着及牙槽骨丧失进展快速。

(3)X线片显示特征性的广泛性牙槽骨破坏。

(三)乳牙列的局限型侵袭性牙周炎

(1)典型表现是乳牙局部附着丧失。

(2)主要表现在磨牙区域,局限的对称的附着丧失。

(四)鉴别诊断

1.慢性牙周炎

多发生于成年人,疾病进展速度相对缓慢,有局部菌斑等刺激因素。

2.1型糖尿病引起的牙周炎

有糖尿病病史且疾病进展缓慢。

3.低磷酸血症

低磷酸血症为遗传性疾病,常伴有骨发育异常。轻度的低磷酸血症有时仅表现为乳牙早失,可通过相应的血液检查确诊。

(五)治疗

(1)早诊断及早治疗对保留患牙非常重要,X线片检查有利于早期发现。

(2)洁治及刮治等牙周基础治疗可消除局部感染,对于多数患者可以取得较好的效果。

(3)全身抗菌治疗在国外全身应用四环素取得一定疗效,在我国多采用甲硝唑与阿莫西林联合应用,显示更能有效抑制病变进展。抗菌治疗后有些病例出现再附着和牙周炎缓解。

(4)牙周袋内放置缓释抗菌药物 如甲硝唑、米诺环素等,可帮助减少复发。

(5)有些病变还需配合手术治疗。

(6)对发生于乳牙列的局限型侵袭性牙周炎,有效的局部牙周治疗联合抗菌治疗有一定疗效。但由于四环素可以造成发育中的恒牙染色,禁用于乳牙列,应选择甲硝唑。

(7)定期复查和维护期的菌斑控制十分重要。

第四节　儿童口腔黏膜疾病

一、婴幼儿创伤性溃疡

婴幼儿创伤性溃疡是因局部机械刺激与不良习惯所造成的口腔组织破损。按部位不同,可分为李-弗(Riga-Feda)病、贝氏口疮、自伤性溃疡及其他创伤性溃疡。

(一)李-弗病

(1)发生于舌腹部的口腔溃疡。

(2)新萌出的下颌乳中切牙的切缘锐利,摩擦舌系带,导致溃疡。

(3)舌系带通常过短,系带附着处近舌尖,患儿吸吮摩擦下切牙导致舌系带中央两侧溃疡。

(4)有时舌系带正常,但下颌乳中切牙过早萌出,吸吮时摩擦舌腹部。

(5)溃疡特点 位于舌系带中央两侧,溃疡面随受摩擦的时间延长逐渐增大。

(6)病程较长时,可以形成肉芽肿,质地韧或硬,影响舌的运动。

(二)贝氏口疮

常因为喂养不当,如用过硬奶嘴或乳头孔过小,或吸吮拇指习惯等。

(1)溃疡表现为圆形或椭圆形的、较浅的溃疡。

(2)一般为在上腭翼钩处,左右对称。也可出现于一侧或正中。

(三)自伤性溃疡

自伤性溃疡指的是因儿童的不良习惯如习惯性咬舌、唇、颊等软组织,或手指、异物等刺激上述软组织引起的口腔溃疡。

(1)检查常可在对应部位发现局部刺激因素或询问病史有自伤习惯。

(2)随着时间的增长,创伤面积会变大变深,有时局部变硬。

(四)创伤性溃疡

多是由于乳牙残冠、残根持续损伤相对应的黏膜造成。

(1)除乳牙残冠、残根外,还包括慢性根尖周炎而致根尖外露刺激形成。

(2)早期损害色鲜红,逐渐发展成溃疡,陈旧性损害呈紫红或暗红色,溃疡底部可有灰白色或黄白色膜状物。长期未治疗者,边缘呈不均匀隆起,基底稍硬。

(3)多与创伤因子契合。

(五)鉴别诊断

复发性阿弗他口腔溃疡:有反复发作史,能自愈。

(六)治疗

(1)去除刺激因素:磨除牙尖,拔除残根及根尖外露牙齿,治疗龋齿等。

(2)改变喂养方式:用汤匙喂养,减少吸吮时的摩擦,促进溃疡愈合。

(3)局部应用促进溃疡愈合的喷剂:如表皮生长因子等。

(4)舌系带短者待溃疡愈合后,应做舌系带矫正术,避免复发。

(5)纠正不良习惯。

(七)预防

定期检查牙齿,及时治疗口腔病变。

二、疱疹性口炎

疱疹性口炎属于一种急性感染性炎症,多发于6岁前的儿童,出生后6个月至3岁的婴幼儿更为多见。

病原体为单纯疱疹病毒。口腔及颜面部的疱疹主要由单纯疱疹病毒Ⅰ型(简称 HSV-Ⅰ)感染所致。感染单纯疱疹病毒Ⅱ型(简称 HSV-Ⅱ)损害主要发生于生殖器、子宫颈及周围皮肤。

(一)诊断

(1)起病急,流涎,烦躁拒食与发热,下颌下淋巴结肿大、压痛,咽喉部轻度疼痛。

(2)通常全身症状逐渐减轻时,口腔损害开始出现。

(3)疱疹可发生于口腔黏膜角化程度不等的任何部位,如唇、颊、舌、牙龈与上腭等处。水疱一般成簇状,破溃后形成不规则溃疡面。

(4)牙龈充血水肿,易出血。

(5)舌背白苔较厚。

(6)口周皮肤可见疱疹,破溃后形成黄色痂皮。

(7)病程一般 7～14 天。伴有继发感染时,病程延长。

(8)实验室检查:①血常规检查,病毒感染时白细胞总数正常或偏低,淋巴细胞比例偏高;②病毒分离有助于病原诊断;③病毒抗原的血清学检查有助于诊断。

(二)鉴别诊断

1.疱疹性咽峡炎

由柯萨奇病毒 A4 所致。好发于软腭、悬雍垂、扁桃体等口咽部,初为丛集或成簇的小水疱,破裂后形成溃疡。损害少发于口腔较前部位,病程约 1 周,全身反应与前驱症状都较轻。

2.手-足-口病

由柯萨奇病毒 A16 及 EV71 病毒所致的皮肤黏膜病。好发于春秋季,前驱症状为低热、困倦、淋巴结肿大,随后于手掌、足底及口腔黏膜发生散在的水疱、丘疹或斑疹。口腔内水疱破溃成溃疡,症状较皮肤重。少数患者可出现脑炎及脑脊髓炎、肺水肿、循环衰竭等,严重时可危及生命。

(三)治疗

(1)治疗一般以对症治疗为主。休息,足够的饮水。补充 B 族维生素、维生素 C,以及有营养易消化的食物。

(2)保持口腔卫生,进食后用淡盐水漱口,以防止继发感染。

(3)可涂搽鱼肝油软膏促其愈合,并可减轻疼痛;进流食或软食。

(4)口服抗病毒药如板蓝根、健儿清解液,清热解毒口服液等抗病毒口服液。

(5)皮肤损害的治疗以保持洁净、防止感染、促使干燥结痂为主。

(6)有继发感染者可服用抗生素。

(7)同时对患者应适当隔离,暂时不要上学或去幼儿园,以减少该病流行的可能。

三、球菌性口炎

球菌性口炎是由金黄色葡萄球菌、溶血性链球菌、肺炎双球菌等为主的球菌感染所引起,临床上以形成假膜损害为特征,又称膜性口炎。由金黄色葡萄球菌、溶血性链球菌、肺炎双球菌等为主的球菌感染所引起。多为继发感染。

(一)诊断

(1)口腔黏膜普遍充血、水肿,表面出现大小不等、界限清楚的糜烂面,并有纤维素渗出物形成的假膜。剥脱假膜则呈现出血面。

(2)由于致病菌不同,假膜的颜色也稍有区别,一般多为暗灰白色或黄褐色假膜。

(3)患处疼痛明显,流涎增多,伴有轻微口臭。

(4)局部淋巴结肿大,体温升高,白细胞增多,有时有寒战。

(5)全身症状数天即可消退,但口腔黏膜症状一般仍持续一定时间。

(6)实验室检查:①血常规检查,白细胞升高;②涂片检查或细菌培养,细菌涂片检查可见大量链球菌或葡萄球菌,有助于诊断和治疗。

(二)鉴别诊断

1.白假丝酵母菌性口炎

局部症状较轻,绒毛状膜状物易于拭去。涂片检查可发现真菌芽孢。

2.疱疹性龈口炎

全身症状较重,口腔内成簇状溃疡的表现。

(三)治疗

1.口腔护理

可用依沙吖啶清洗口腔。由于引起假膜性口炎的细菌不是厌氧性菌,因此不必用氧化剂,特别是过氧化氢酸性较强,刺激黏膜增加患儿痛苦。2.5%金霉素鱼肝油可促黏膜上皮生长。

2.全身治疗

抗生素口服或静脉滴注,可用青霉素、螺旋霉素等。补充维生素 B_1、维生素 B_2、维生素 C 等。

四、急性假膜型假丝酵母菌口炎

假膜型假丝酵母菌口炎是口腔内白假丝酵母菌感染所致口腔黏膜表面凝乳

状假膜。又称雪口病、鹅口疮。多发于婴幼儿。

白假丝酵母菌可以存在于正常人口腔中,人类血清中含有抗真菌的成分,能抑制白假丝酵母菌的生长。新生儿、婴儿体内此成分的含量低于成人,出生后6～12个月时达成人水平。所以,新生儿和6个月内的婴儿最易患此病。分娩是使新生儿受感染的重要环节。乳头或哺乳用具等受到白假丝酵母菌污染时,也常使婴儿口腔黏膜发生感染。

(一)诊断

(1)通常无明显自觉症状,少数患儿烦躁不安、啼哭、哺乳困难,有时有轻度发热,全身反应一般较轻。

(2)好发于唇、舌、颊、软腭等黏膜。损害区黏膜充血、水肿,表面出现散在的凝乳状斑点,并逐渐扩大融合形成片状假膜。

(3)个别病例可能蔓延到食管和支气管,引起假丝酵母菌性食管炎或肺假丝酵母菌病。

(4)使用一般抗生素可加重病情,促其蔓延。

(5)实验室检查:①涂片检查,可以发现大量假丝酵母菌丝和孢子;②分离培养,可确诊为白假丝酵母菌感染。

(二)鉴别诊断

(1)球菌性口炎:黏膜充血水肿明显,有成片的灰黄色假膜,表面光滑致密,且易被拭去,遗留糜烂面而有渗血。全身反应重,区域淋巴结肿大。

(2)白斑、扁平苔藓等白色病变,白色损害不能拭去。

(三)治疗

(1)局部药物治疗:1％～2％碳酸氢钠溶液局部涂布,可以抑制假丝酵母菌的生长。

(2)制霉菌素混悬剂局部涂用效果良好,病变消失后需继续使用数天,以防复发。

(3)加强营养,注意口腔卫生。婴儿用具要清洗消毒。母亲哺乳期应注意清洁消毒,消除感染源。

(4)全身抗真菌治疗:重症者可使用酮康唑、氟康唑、伊曲康唑等口服。但婴幼儿较少使用。

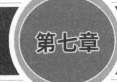

口 腔 正 畸

第一节　阻生牙与埋伏牙的矫治

牙齿因为骨、牙或纤维组织阻挡而不能萌出到正常位置称为阻生。轻微阻生时牙齿可能萌出延迟或错位萌出;严重时牙齿可能埋伏于骨内成为埋伏牙。阻生、埋伏牙在正畸临床较为常见,在安氏Ⅰ、Ⅱ、Ⅲ错殆中都有发生。阻生、埋伏牙常发生在上颌中切牙,上颌尖牙,下颌第二恒磨牙,下颌第三磨牙。阻生牙的存在,给正畸治疗增加了难度,有时甚至给治疗结果带来缺陷。

一、上颌中切牙

(一)上颌中切牙的发育与萌出

上中切牙牙胚位于乳切牙的腭侧上方。出生前即开始增殖、分化,生后3～4个月牙冠开始矿化,4～5岁时矿化完成,7～8岁时开始萌出,但变异较大。大约在10岁时牙根发育完成。

中国儿童上颌中切牙萌出的时间,男性平均8.1岁,女性平均7.8岁。

(二)上颌中切牙阻生的患病情况

据北京医科大学口腔医学院正畸科资料,在门诊错殆病例中,上颌中切牙阻生者约占2.3%,男性略多于女性。上颌中切牙阻生多发生于单侧,发生双侧者也可见到,还可见到合并侧切牙、尖牙同时阻生者。

(三)病因

1.乳切牙外伤

乳切牙易于受外伤,并因此影响到恒中切牙的正常发育,使中切牙牙根弯曲,发育延迟,而引起埋伏。应当注意的是乳切牙的外伤不易确定,一些原因不明的中切牙阻生很可能属于此。

2.乳牙因龋坏滞留或早失

乳牙因龋坏滞留或早失使恒牙间隙不足而阻生。

3.多生牙

切牙区是多生牙的好发部位。多生牙位于中切牙萌出路径时中切牙萌出将受阻。

(四)上颌中切牙埋伏阻生的处理

(1)X线检查可确定阻生中切牙牙齿的发育,包括牙冠、牙根的形态,有否弯根、短根,发育是否较正常侧中切牙延迟,是否有多生牙存在。阻生中切牙多位于唇侧,但应在X片上确定牙齿的位置、方向、与邻牙关系。

(2)多生牙引起的中切牙阻生,8～9岁时拔除多生牙后,中切牙能自行萌出,但萌出后多有位置不正,需进一步正畸治疗。

(3)10岁以上的患者,若中切牙埋伏阻生,应当先以正畸方法为阻生的中切牙开拓出足够的间隙,并且在弓丝更换至较粗方丝时,再进行开窗术。

(4)开窗多从唇侧进行,若中切牙表浅则可直接粘托槽,若中切牙位置较深,则宜做转移龈瓣开窗。即刻粘托槽之后在托槽上置一结扎丝做成的牵引钩,或置一链状弹力圈,缝合龈组织,使牵引钩(弹力圈)末端露在创口之外以便牵引,这样处理有利于中切牙龈沿形态。注意手术不要暴露过多的牙冠。

(5)弱而持久的矫治力牵引中切牙入牙列。

(6)对于冠根倾斜,唇舌向旋转,严重异常的埋伏阻生中切牙,可以手术暴露阻生牙牙冠的任何一部位,粘托槽并牵引出骨后再重新黏着托槽定位牙冠。

(7)牵引入列的中切牙宜过矫正使其与对殆牙覆殆偏深。有时中切牙唇向,牙冠较长,需要加转矩力使牙根舌向移入骨内。

(8)必要时行牙龈修整术。

(9)形态发育严重异常、严重异位或有可能伤及邻牙的埋伏阻生中切牙,确实无法保留时,可以拔除,并根据正畸的设计,近中移动侧切牙并修复成为中切牙外形;或者保留间隙,以义齿修复。

二、上颌尖牙

(一)尖牙的发育与萌出

上颌恒尖牙牙胚位于乳尖牙腭侧的上方、下颌恒尖牙牙胚位于乳尖牙的舌侧下方。出生后尖牙牙胚即开始增殖、分化,4～5个月时牙冠开始矿化,6～7岁时矿化完成。上颌尖牙11～13岁时开始萌出,13～15岁时牙根完成;下颌尖牙在10～12岁时开始萌出,12～14岁时牙根完成。

我国儿童上颌尖牙萌出的时间,男性平均11.3岁,女性平均10.8岁;下颌尖牙男性平均10.6岁,女性平均10.3岁。

(二)上颌尖牙的萌出异常

1.原因

(1)上颌尖牙萌出路径较长,易于受阻而发生唇向或腭向错位。

(2)上颌尖牙是上前牙中最后萌出的牙齿,由于前拥挤的存在,上尖牙萌出受阻。唇向异位的尖牙中83%的患者有间隙不足。

(3)腭向异位的上颌尖牙遗传因素起主导作用,而与局部因素无关,如乳牙滞留、拥挤等。安氏Ⅱ类患者尖牙阻生较多且有家族倾向。

2.患病率

根据瑞典的一项研究资料,上尖牙阻生错位萌出在自然人群中的患病率为1.5%～2.2%,其中腭向错位占85%,唇向错位占15%;女孩比男孩上尖牙阻生的情况多见。

中国儿童上尖牙唇侧阻生错位的情况较多见,这是否与中国儿童牙列拥挤较为常见,或者为人种族差异所致,尚待进一步研究。

下颌尖牙阻生错位的情况比上颌少见,Dachi等报道为0.35%。

3.错位尖牙造成的问题

(1)相邻侧切牙发育异常:研究表明腭向错位的上颌尖牙患者中,约有50%伴有相邻侧切牙小或呈钉状甚至先天缺失。小或钉状侧切牙牙根不易被腭向异位的尖牙牙冠压迫吸收,而正常大小的侧切牙牙根常位于异位尖牙的萌出道上,因而牙根容易受压吸收。

(2)邻牙的根吸收:上尖牙阻生伤及相邻切牙牙根的发生率为12.5%～40.0%,女性比男性常见。牙根的受损是无痛性且呈进行性发展,可以造成邻牙的松动甚至丢失。

(3)阻生尖牙囊性变,进而引起局部骨组织损失,且可能伤及相邻切牙牙根。

(4)尖牙阻生增加了正畸治疗的难度和疗程,严重阻生的尖牙可能需要拔除。

(三)上颌尖牙阻生的早期诊断

萌出过程正常的上颌尖牙,在萌出前1.0～1.5年,可在唇侧前庭沟处摸到硬性隆起。有资料表明男孩 13.1 岁,女孩 12.3 岁时,80%的尖牙已萌出。因此在 8 岁或 9 岁时应开始注意尖牙的情况以便及早发现错位的尖牙,特别是对有家庭史、上侧切牙过小或先天缺失的患者。临床上如有以下情况应进行 X 线检查。

(1)10~11 岁时在尖牙的正常位置上摸不到尖牙隆起。

(2)左右侧尖牙隆起有明显差异。

(3)上侧切牙迟萌,明显倾斜或形态异常。

X 线片包括口内根尖片、全口曲面断层片、前部殆片,有条件者可拍摄前部齿槽断层片,以精确确定埋伏阻生牙的位置是唇向或者腭向、侧切牙牙根是否受累。侧切牙牙根受损在根尖片上常不能确诊。

(四)上颌尖牙阻生的早期处理

(1)如果早期诊断确定上颌恒尖牙阻生而牙弓不存在拥挤时,拔除乳尖牙后绝大多数阻生的恒尖牙可以正常萌出。有研究报道一组 10~13 岁上尖牙严重错位、牙弓不存在拥挤的病例,在拔除乳尖牙后,78%的腭侧阻生的恒尖牙能自行萌出到正常位置,但 12 个月后 X 线片无明显改善者,恒尖牙将不能自行萌出。拔除上颌乳尖牙使恒尖牙自行萌出的适应证如下:①牙弓无拥挤。②尖牙腭向异位。③10~13 岁。

(2)对伴有牙列拥挤的病例,单纯拔除乳尖牙对恒尖牙的萌出并无帮助,必须同时扩展牙弓、解除拥挤,才能使恒尖牙正常萌出。

(五)上颌尖牙埋伏阻生的处理

患者年龄超过 14 岁而上颌尖牙仍未萌出者,应考虑到上颌尖牙埋伏阻生的可能性,并以 X 线检查确定尖牙的位置、发育和形态。

1.治疗方法

(1)外科开窗暴露尖牙冠,再用正畸方法使尖牙入牙列。

(2)拔除埋伏尖牙,然后再行下列处置:①正畸方法:用第一前磨牙代替尖牙。②修复尖牙或种植。③自体移植。其中以外科开窗后正畸牵引的使用最为广泛。

2.唇侧埋伏阻生上颌尖牙的处理

(1)如果间隙足够或经正畸开展后足够,唇侧埋伏阻生的尖牙有可能自行萌出。因此正畸治疗开始6~9 个月内不考虑外科开窗,而只进行排齐、整平、更换弓丝至 0.45 mm×0.625 mm 方丝。

(2)若在方丝阶段尖牙仍未萌出则应外科暴露阻生尖牙冠。根据尖牙的位置有以下术式。①根尖部复位瓣。②侧方复位瓣。③游离龈移植。④闭合式助萌技术。

其中闭合式助萌术是最好的方法,即剥离升高龈瓣,暴露尖牙冠,黏合附件后缝合瓣,使之覆盖牙冠。此法能获得较好的龈缘形态,但若托槽脱落,则需再次手术和粘托槽。

应当注意的是当埋伏的尖牙冠与侧切牙根相邻时,会造成侧切牙牙冠倾斜。此种情况下,只有在外科术后将尖牙从侧切牙根区移开后才能排齐整平侧切牙,否则可能伤及侧切牙牙根。

3.腭侧埋伏阻生上颌尖牙的处理

(1)由于腭侧的骨板和黏膜较厚,腭侧阻生的尖牙很少能自行萌出而必需外科开窗助萌。

(2)腭侧阻生的上颌尖牙有粘连牙的可能。这在年龄较小的患者中少见,但在成人中却可见到。因此,对拥挤伴尖牙埋伏的患者特别是成年患者应当小心。若治疗需要拔除前磨牙,应当在先处理埋伏尖牙,待埋伏尖牙在正畸力作用下开始正常移动之后再拔除前磨牙。那种认为由外科医师"松解"粘连牙,然后再行正畸移动的观点并不可靠,因为外科医师很难做到适当地"松解",且牙齿"松解"之后可再度粘连。

(3)外科开窗后,腭侧阻生牙很少能自动萌出。开窗之后必需开始牵引,因为萌出过程太慢,组织可能愈合而需要第二次开窗。

(4)腭侧埋伏尖牙的开窗术,应检查尖牙的动度,特别是对成年患者,若尖牙为粘连牙,应更改矫治设计,拔除尖牙。

(5)以方形弓丝稳定牙弓,使用弱而持久的力牵引尖牙入牙列,防止牵引过程中邻牙的压低和唇舌向移位。为使尖牙顺利入列,为尖牙准备的间隙应比尖牙稍大。

(6)有研究表明,在成年患者腭侧阻生尖牙的治疗过程中,有 20% 出现死髓,75% 发生颜色的改变。因此,要告知患者这种风险,并要避免过分地移动牙齿。

(7)腭侧埋伏阻生的尖牙矫正后复发倾向明显,因此宜早期矫正旋转,进行足够的转矩控制使牙根充分向唇侧移动,必要时行嵴上牙周环形纤维切除术,并使用固定保持。

(8)上颌尖牙腭侧阻生是正畸临床中的疑难病例,疗程将延长 6 个月,并存在若干风险,对此应有估计并向患者说明。

(六)下颌尖牙埋伏阻生

下颌尖牙埋伏阻生很少见。若出现埋伏阻生,多在侧切牙的舌侧。治疗程序为开拓间隙,方形弓丝稳定牙弓,外科开窗暴露埋伏尖牙冠、粘托槽、牵引。埋伏阻生的下颌尖牙偶有粘连而不能萌出。

(七)尖牙异位萌出

1.尖牙-前磨牙异位

尖牙-前磨牙异位是最常见的牙齿异位。

2.尖牙-侧切牙异位

见于下颌。

已完全萌出的异位尖牙很难用正畸的方法将其矫正到正常位置。

(八)尖牙拔除

正畸治疗很少拔除尖牙,唇向异位的上颌尖牙更禁忌拔除。尖牙拔除的适应证如下。

(1)尖牙位置极度异常,如高位且横置的埋伏上尖牙。

(2)尖牙位置造成移动的危险,如尖牙埋伏于中、侧切牙之间。

(3)尖牙粘连。

(4)尖牙牙根存在内吸性或外吸性,尖牙囊肿形成。

(5)患者不愿花更多的时间治疗。

三、下颌第二恒磨牙

(一)下颌第二恒磨牙的发育与萌出

下颌第二恒磨牙牙胚位于第一恒磨牙远中牙槽突内,出生前即开始增殖,2.5~3.0 岁时牙冠开始矿化,7~8 岁时矿化完成,11~13 岁萌出,所以又称"12 岁磨牙",根形成在 14~16 岁。

中国儿童下颌第二恒磨牙的萌出时间男性平均年龄为 12.5 岁,女性为 12.0 岁。

(二)下颌第二恒磨牙阻生的处理

下颌第二恒磨牙阻生在临床上随时可见,并有可能伴有囊性变。根据阻生的严重程度,处理方式不同。

1.下颌第二恒磨牙轻度阻生

(1)第二恒磨牙前倾,远中可能已露出牙龈,近中与第一恒磨牙牙冠相抵,第二恒磨牙的近中边沿嵴位于第一恒磨牙远中外形高点的下方。此时可以采用弹力分牙圈松解两牙的接触点,使第二恒磨牙自行萌出。

有时第一恒磨牙带环对第二恒磨牙的萌出起阻挡作用,应暂时去除带环,改为黏着式颊面管。

(2)因阻生造成下颌第二恒磨牙舌倾的情况较为常见,若同时存在上颌第二恒磨牙颊向或颊倾,两牙将形成正锁𬌗关系。

第二恒磨牙的锁𬌗在其萌出过程中,矫正比较容易。简单地黏着托槽或颊面管,以细丝纳入即可使其进入正常萌出位置。第二磨牙建𬌗后,锁𬌗的矫正相对困难,患者年龄越大,矫治难度越大。矫治的方法有两种:锁𬌗牙齿颌间交互牵引,或方形弓丝对第二恒磨牙加转矩(上颌冠舌向,下颌冠颊向)。交互牵引作用较强,但却有升高后牙的不利效果。应当注意的是锁𬌗牙的矫正需要间隙,当后段牙弓存在拥挤时,可能需要减数,如拔除第三磨牙。

2.下颌第二恒磨牙严重阻生

(1)当第三磨牙缺失或过小时,可行外科开窗暴露第二恒磨牙牙冠,然后用正畸方法使之直立。

(2)当第三磨牙发育正常时,可以拔除阻生的第二恒磨牙。若患者年龄较小(12~14岁),第三磨牙可自行萌出到第二恒磨牙的位置,若患者年龄较大,则往往需要正畸辅助治疗。

有关研究表明:下颌第三磨牙牙胚的近远中倾斜度对其最终位置并无影响,第二磨牙拔除之后,第三磨牙牙胚的倾斜度有减小的趋势;同样,舌倾的第三磨牙也不是拔除第二磨牙的禁忌证,在拔除第二磨牙后,许多舌倾的第三磨牙变得直立。在第三磨牙发育早期,牙胚与第二恒磨牙之间常存在间隙,此间隙将在发育中消失,因而此种情况也不是拔除第二恒磨牙的禁忌证。

在第三磨牙发育的哪一个阶段拔除下第二恒磨牙对第三磨牙萌出位置影响并不大。一般来说,第二磨牙越早拔除,等待第三磨牙萌出的时间越长,疗程也越长。但临床上为治疗牙列拥挤,常需要较早拔除。拔除下颌第二恒磨牙后,许多患者需要正畸辅助治疗,使第三恒磨牙达到正常位置,因此治疗要延至第三磨牙萌出后,对此医患双方应达成共识。

(三)直立下颌第三磨牙的方法

下颌第二磨牙阻生而在正畸治疗中被拔除的病例,或者拔除前磨牙后,下颌第三磨牙已萌出、但位置不正的病例,需要用正畸方法直立。

1.一步法

一步法适用于轻中度近中倾斜阻生的病例。在部分萌出的下颌第三磨牙颊侧粘颊面管,其余牙齿全部粘托槽,或者仅第一磨牙粘托槽,两侧第一磨牙之间的舌弓相连加强支抗。以螺旋弹簧远中移动并直立第三磨牙。

2.二步法

二步法适用于近中倾斜较明显,不可能在颊侧粘颊面管的病例。治疗可延至18~19岁,下颌第三磨牙无法自行调整位置时进行。先在𬌗面黏着颊面管使以片断弓和螺旋弹簧对第三磨牙冠施加远中直立力,当第三磨牙位置改善之后,再在颊侧粘颊面管继续治疗。

四、下颌第三磨牙

(一)第三磨牙的发育与萌出

第三磨牙的发育、矿化与萌出个体之间有很大的差异。开始发育可早至5岁或晚至16岁,一般多在8~9岁。有的儿童牙冠的矿化早至7岁,有的却晚至16岁,一般在12~18岁牙冠矿化完成,18~25岁牙根发育完成。萌出时间也很不相同。Hellman报道为平均20.5岁。Haralabakis报道为24岁,Fanning报道女性平均19.8岁,男性平均20.4岁。

发育较早的第三磨牙并不总是萌出较早。许多调查显示70%以上的下第三磨牙变为阻生,也有报道10%的第三磨牙不发育而先天缺失。

下颌第三磨牙矿化的早期,𬌗面稍向前并向舌侧倾斜,以后随着升支内侧骨的吸收、下颌长度的增加,牙胚变得较为直立。与此相反,上颌第三磨牙向下、向后并常常向外萌出,因此有造成深覆盖或正锁𬌗的可能。由于舌肌和颊肌对上、下颌第三磨牙牙冠作用,而将使其自行调整,但若间隙不足,则锁𬌗将发生。

(二)下颌第三磨牙阻生的发生率

由于样本不同,阻生的定义不同,下颌第三磨牙阻生率报道的结果差别很大。在许多人群中下颌第三磨牙的阻生率可能为25%或更高。另外,在正畸临床"不拔牙矫治"的病例中,30%~70%者将可能发生下颌第三磨牙阻生。

(三)病因

由于人类进化中颌骨的退缩,使位于牙弓最后的第三磨牙常常因间隙不足而发生阻生。除了这一种族化的背景之外,以下局部因素可能与第三磨牙阻生有关。

(1)下颌骨较小,生长方向垂直。

(2)下颌宽度发育不足。

（3）第三磨牙发育延迟，将使阻生的可能性增加。

（4）第三磨牙萌出角度不利。

（四）下颌第三磨牙阻生的类型

根据 Richardson 研究，下颌第三磨牙阻生分为以下 5 种类型。

1.萌出角减小

第三磨牙胎面与下颌平面形成的夹角，即第三磨牙萌出角逐渐减小，第三磨牙逐渐直立，但仍不能完全萌出。此种类型占阻生下颌第三磨牙的 46%。

2.萌出角保持不变

此种类型占阻生下颌第三磨牙的 13%。

3.萌出角逐渐增大

牙齿生长时向近中更加倾斜，导致萌出角逐渐增大水平阻生。此种类型占阻生下第三磨牙的 41%，且无法预测。

4.萌出角发生有利改变

萌出角发生有利改变但因间隙缺乏，仍不能萌出形成垂直阻生。

5.萌出角过度减小

萌出角过度减小致第三磨牙向远中倾斜阻生，此种情况不多见。

Richardson 认为下颌第三磨牙萌出行为的不同是因其牙根发育的差异。当近中根发育超过远中根时萌出角减小，牙齿逐渐直立；而当远中根发育超过近中根时，萌出角增大，牙齿更向近中倾斜。

（五）正畸治疗对下颌第三磨牙萌出的影响

1.不拔牙矫治

不拔牙矫治增加了第三磨牙阻生的可能性，这是因为治疗中常需要将下颌第一磨牙和第二磨牙远中倾斜。同样的原因，口外弓推上颌磨牙向远中，减小了上第三磨牙的可利用间隙，使第三磨牙阻生的可能性增加。

2.第二磨牙拔除

拔除第二磨牙后，第三磨牙萌出空间明显增大，几乎所有病例的第三磨牙都可以萌出，但萌出的时间却相差很大，从 3～10 年不等，也很难预测。虽然上颌第三磨牙常可自然萌出到正常位置，但下颌第三磨牙位置常需正畸直立，将使治疗延长到 20 岁左右。

3.前磨牙拔除

一般认为，前磨牙的拔除能增加第三磨牙萌出的机会。Ricketts 发现前磨牙拔除能为下颌第三磨牙提供 25% 以上的间隙,有 80% 的第三磨牙能萌出,而不拔牙矫治的对照组中下第三磨牙萌出仅占 55%。Richardson 认为,从为下颌第三磨牙提供间隙的观点看,第二前磨牙拔除比第一前磨牙拔除更好。

大多数拔除前磨牙的病例磨牙前移 2~5 mm,然而增加的这一间隙并不总能使第三磨牙萌出。对前牙严重拥挤或明显前突的病例,拔牙间隙应尽可能用于前牙的矫正,第三磨牙增得的间隙更是有限。因此拔除 4 颗前磨牙的病例有时仍然需要拔除 4 颗阻生的第三磨牙,总共是 8 颗牙齿,应当将这种可能性事先向患者说明。

(六)第三磨牙拔除的适应证

(1)反复发作冠周炎。

(2)第二磨牙远中龋坏或第三磨牙不用于修复。

(3)根内或根外吸收。

(4)含牙囊肿。

(5)因第三磨牙造成的牙周问题波及第二磨牙。

(6)正畸治疗。

正畸临床为解除拥挤而拔除第三磨牙的情况并不多见,但 MEAW 矫治技术常设计拔除第三磨牙,直立后牙,矫治开𬌗。对于正畸治疗后为预防下前牙拥挤复发而拔除无症状的第三磨牙的做法目前仍存在分歧。一项对正畸治疗完成后未萌第三磨牙的追踪研究发现,某些患者出现第二磨牙牙根吸收,第二磨牙远中牙槽嵴降低,因此,这样的患者宜每 2 年对第三磨牙进行一次 X 线检查,必要时再行拔除。

第二节 牙周疾病与正畸治疗

随着人们对口腔疾病认识和研究的进一步深入,牙周病学和口腔正畸学越来越紧密地结合在一起。牙周病治疗已不单纯是为了正畸治疗前的简单牙周准备和维护正畸治疗过程中患者的口腔卫生。正畸治疗也不单纯是为了健康牙列的单纯排齐和恢复口腔的功能,而往往是有利于牙周病的治疗,两者密不可分。良好的牙周治疗,为正畸治疗中的牙齿的移动打下了坚实的基础;而正畸治疗又能促使牙周组织的恢复,已成为某些牙周病治疗必要的辅助手段。正畸治疗排齐牙列,去除殆干扰,消除异常的殆关系,直立倾斜的牙齿,压入或伸长牙齿,促使牙周组织的再恢复。

一、牙周病学研究进展对临床的启示

(一)现代医学对牙周病的认识

(1)只有小部分成人患有严重的牙周病。

(2)对于进展性牙周病患者,牙周附着丧失可以停止。

(3)通过系统和长期的牙周治疗,牙周附着水平可维持 10 年甚至更长时间而不恶化。

(4)牙周维护较好的复发性牙周病是一种部位特发性疾病,只在个别部位复发和发展。

(5)破坏性牙周炎分为较短的恶化期和较长的休止期。休止期会持续数天或数年。

(6)单纯牙周袋的深浅不能代表牙周病治疗的成功与否。

(7)治疗的主要目标是将活动期牙周病部位变为非活动期。

(8)只需要较少的手术治疗来消除加深的牙周袋。

(二)牙周病高危人群

(1)世界范围内成人重症破坏性牙周病的发生率为 7％～15％。该类患者呈现多部位广泛进行性牙周组织破坏。

(2)破坏性牙周病患者高危人群的确认,对正畸治疗非常重要。

(3)患者的年龄、可见菌斑、牙周袋深度、牙周附着丧失、探诊出血等可以协助诊断。

(4)复查剩余探诊深度≥6 mm,牙周治疗后 3 个月复查探诊出血者可能为重症破坏性牙周病的高危人群或部位。

(三)现代牙周病的治疗

(1)龈下刮治和根面平整对中重度牙周病均有较好的疗效。

(2)除牙周袋增加外,还应存在牙周脓肿和牙周卫生良好但仍探诊出血的患者才考虑进行牙周手术治疗。

(3)良好的菌斑控制和龈下刮治,可成功地治疗深的牙周袋。

(4)通过良好的龈上菌斑控制,可有效防止龈下菌斑积聚所导致复发性牙周

炎的发生。

（5）龈下刮治的效果在牙周治疗后 4～6 个月才能全面显效。

（6）重症牙周病会发生在某些特定部位，对邻牙影响较小，因此，这些病牙并不需要拔除，只需继续进行牙周治疗。

（四）牙周病患者正畸治疗中的牙周治疗

口腔正畸矫治器不利于口腔的清洁，导致牙菌斑易于堆积，引发牙龈炎症，加重牙周疾病，促使牙周支持组织的破坏。因此，正畸治疗过程中的牙周治疗主要为减少、消除菌斑堆积和牙龈炎症。

（1）加强口腔卫生宣教。

（2）采用结构和组成简单的正畸矫治器，避免使用牵引钩，以不锈钢丝代替弹力橡皮圈结扎，刮除托槽底板周围的黏合剂，磨牙颊面管代替带环等措施。

（3）正畸治疗过程中，每 3 个月检查一次牙周状况，包括牙周袋深度、探诊出血、牙齿动度、牙龈退缩量、牙槽骨的水平及其他牙周问题，并依据情形进行及时的处理。

（4）在正畸压低伸长的牙齿前，需要进行全面而细致的刮治，以免在压低牙齿时将龈上菌斑变为龈下菌斑。

二、正畸治疗过程中牙龈组织的变化

（一）牙龈高度

1.正常牙龈高度的要求

多年来，人们都认为一定的牙龈高度才能维持牙龈的健康，维护牙周组织的完整性，并防止牙周附着组织的进一步丧失。牙龈高度不足，可以导致：①在咀嚼过程中食物的摩擦力使牙周组织损伤。②无法分散邻近牙槽黏膜组织的牵张力，而导致牙龈组织损伤。③促使龈下菌斑形成。④促使菌斑型牙周缺损向根尖方向扩散。Lang 和 Loe 研究指出 2 mm 高的角化牙龈（1 mm 附着龈）才足以维持牙龈健康。

2.牙齿位置与牙龈高度

牙齿从牙槽突中萌出的位置及其最终与牙槽嵴颊舌向的位置关系对牙齿周围形成的牙龈组织影响极大。一般而言，如果一个牙齿萌出在过于唇颊向的位置，牙齿唇颊面的牙龈组织会很薄弱，甚至完全没有牙龈组织。由于未角化的松软附着的黏膜组织无法充当深层附着于牙根的结缔组织的保护屏障，通常需要一定宽度的牙龈组织。儿童时期，随着生长发育，由于牙槽突的生长和牙齿在牙槽突内的位置变动,牙龈组织会增宽。Amdlin-Sobochi 通过纵向研究观察,发现前牙唇面的牙龈高度明显增加,而且牙齿在牙槽突中的移动,会影响牙龈的高度,当牙齿移向舌向位置时,牙龈高度增加(牙冠高度减低),反之,牙齿移向唇侧的位置时,则牙龈高度减低。

牙龈高度的改变有两种解释:①由于牙龈颊舌向宽度的改变所致的游离高度的改变。②基因决定的牙龈黏膜结合线的位置与牙齿表面间距的改变。游离龈高度的组织学研究和临床观察表明,附着龈的宽度与游离龈的高度比为1.0∶1.5。牙齿唇向移位时,常会发现牙槽骨裂且附着龈组织薄弱,然而将牙齿舌向移动至牙槽骨中适当的位置时,牙齿唇面附着龈厚度会随之增加,从而导致游离龈高度增加,牙冠缩短。牙龈黏膜交界线是恒定的解剖标志线,基本不发生移位,而牙龈会随牙齿的舌向移位发生改变,牙龈缘与牙龈黏膜交界线间距离增大,牙龈高度增加。

3.牙龈退缩

通常情况下,牙龈退缩多见于牙列排列不齐的患者,牙齿唇颊向移位,并伴有牙槽骨裂。可由正畸力、牙殆创伤、不良修复体刺激、牙刷刺伤、菌斑堆积所致牙龈缺损等原因导致。

(二)正畸治疗中牙龈组织的变化

(1)正畸治疗中牙移动时,如能保证牙齿在牙槽内且牙周组织健康,则正畸力本身不会导致牙槽突裂和牙龈组织退缩,以及牙周组织丧失。

(2)正畸力唇向移动牙齿时,牙齿有移出牙槽突的倾向,可能会导致牙槽突裂,而使牙龈组织退缩,牙冠变长,与唇向移动的量有关。

(3)正畸力舌向移动牙齿时,牙齿趋向于移向牙槽突内,可使牙龈高度增加,临床牙冠变短。

(4)当牙齿唇向错位,导致牙龈退缩,再通过正畸力,将牙齿舌向移动,进入牙槽突中时,退缩的牙龈高度会增加,甚至恢复原来的高度。

(5)当牙齿由于刷牙方法不当导致牙龈退缩,在纠正刷牙方法、避免牙龈刺伤后,再通过正畸力将牙龈退缩的牙齿舌向移动,牙龈的高度会增加,甚至恢复正常。

(6)使用上颌扩弓矫治器,牙齿过度颊向和唇向开展时,牙齿趋向于移出牙槽突,会导致牙槽突裂,进而导致牙龈退缩。

(7)即便牙龈高度不足或牙龈薄弱,牙周膜的完整性仍能在正畸治疗过程中保持完好。

(8)在正畸治疗过程中,牙龈炎症会导致和加速牙龈退缩。当牙菌斑堆积、牙龈炎症、袋上骨缺损、正畸力移动牙齿、牵拉牙齿唇侧较薄弱牙龈时,会导致牙龈缘厚度变薄,使牙龈炎症进一步加剧,出现牙龈退缩。因此,菌斑感染后,薄弱的牙龈组织较坚厚的牙龈组织更易受损而致退缩。

(9)当菌斑堆积、牙龈炎症时,正畸力使牙齿倾斜移动和压入移动使牙齿压入均可将龈上菌斑带入龈下,使牙周深层组织遭到破坏,而致龈附着丧失、牙龈退缩。因此,成人正畸过程中,应积极控制菌斑,及早消除牙龈炎症。

(10)对于牙龈退缩的患者,不必在一开始就试图通过牙周手术治疗,移植牙龈于缺损部位,恢复牙龈高度。而应先控制菌斑,消除牙龈炎症,尽量将牙齿舌向移动进入牙槽突内适当的位置,最后再进行牙周手术。

(三)龈下袋患者正畸牙移动的牙周组织反应

(1)龈下袋可能会由于正畸牙移动所导致。当菌斑堆积、龈上袋感染时,正畸牙齿倾斜移动和压入牙齿会将细菌带入龈下,导致龈下袋的产生。龈下袋会随着正畸的持续力而进一步加重。因此,在任何正畸力压入和倾斜移动牙齿前,应控制菌斑、消除感染,通过龈下刮治或根面平整消除龈下袋。

(2)龈下袋随着正畸力的伸长作用而改善。伸长牙齿时,牙槽骨会随着牙齿的伸长而生长移动,以维持釉牙骨质界与牙槽嵴间的距离。

(3)在正畸力伸长龈下袋牙齿的同时,施行牙龈纤维切除术,如牙冠部牙龈的切除,则在伸长牙齿时,牙槽嵴不能受牵拉而随伸长的牙齿生长移动,从而使釉牙骨质界与牙槽嵴间距离增加,最终使牙冠变长,而必须采用杀髓方法来磨短伸长的牙冠。因此在伸长这类龈下袋牙齿时,不宜同时施行牙周切除手术。

(4)整体移动龈下袋牙齿时,可能会对牙周附着组织产生进一步的损害。

(5)对龈下袋患者进行正畸治疗时,尚有牙周炎症存在,牙菌斑不做控制,则正畸治疗会进一步损害牙周支持组织,使龈下牙周袋加深,更多的牙龈附着丧失。

因此,对龈下袋患者进行正畸治疗前,先行系统的牙周治疗,并在正畸治疗过程中维持良好的口腔卫生。

三、牙龈与牙周问题的正畸治疗

(一)露龈微笑的正畸治疗

微笑时正常人上唇向上移动,前牙暴露。上唇位于前牙龈缘水平,或在牙龈缘龈向少许,因此微笑时牙龈暴露 1～2 mm。许多成年患者微笑时牙龈暴露过多,影响美观。露龈微笑通常有 3 种原因:①上颌骨生长过度,多见于长面形患者,或上唇短者,或上颌牙齿萌出过度者。②上颌前牙牙龈缘根向退移延缓。③牙齿位置异常。

(1)对于上颌牙齿萌出过度、上颌生长过度、牙齿萌出过度患者,一般只有通过正颌外科结合正畸治疗加以解决。

(2)对于上颌前牙牙龈缘根向退移缓慢者,宜通过牙龈美观手术,切除过多的牙龈。上前牙牙龈退移是一种生理现象,通常在青少年时期牙龈会根向退移,直至达到正常的位置。成年人牙龈缘多位于釉牙骨质界冠向 1 mm。有些患者由于牙龈组织较厚且纤维较多,退移较为缓慢,导致牙龈袋加深,微笑时牙龈暴露过多。这类患者宜通过牙龈美观手术,使龈缘接近釉牙骨质界。有些患者在牙龈手术的同时需要对牙槽嵴进行修整,以恢复最佳的美观效果。

(3)对于牙齿位置异常所致的露龈微笑,一般不能通过牙龈手术进行矫治,而是通过正畸的手段,移动牙齿至正常的位置,恢复牙龈的美观。尤其是前牙伸长的深覆𬌗患者,露龈微笑明显,应压低上前牙,牙龈缘随着牙齿的压入而改建。有些前牙深覆𬌗患者在上前牙压低后,牙龈附着仍差,需要进一步的牙龈美观手术加以改善。

(二)牙龈缘异常的治疗

上颌六个前牙牙龈缘的位置对上前牙的美观效果有重要的作用。理想牙龈缘的位置有 4 个特点:①中切牙的牙龈缘在同一水平。②中切牙的牙龈缘水平位于侧切牙牙龈缘的龈向,而与尖牙牙龈缘为同一水平。③牙龈缘的唇面形态与牙齿的釉牙骨质界相一致。④每个牙齿间应有龈乳头,而且龈乳头的顶端位于牙齿唇面中心牙龈缘与牙齿切缘之间的 1/2 处。

(1)牙龈缘的异常:由牙齿切缘异常或牙龈组织的退移延缓所致。

治疗方法:①正畸移动牙齿来改变牙龈缘的位置。②手术方法矫正牙龈缘异常。

治疗原则:①首先检查患者微笑时上前牙牙龈缘和唇线的位置关系。如果患者存在牙龈异常,但微笑时上唇未向上移动而暴露异常的牙龈缘,则可不做治疗。②当牙龈异常存在时,应检查上颌中切牙唇面牙龈袋的深度,如牙齿短而牙龈袋深,则应以牙龈手术使牙龈缘恢复正常。如牙龈袋浅,牙齿长,则不能施行牙龈手术。③检查最短的中切牙与邻近侧切牙的位置关系。如果最短的中切牙仍较侧切牙长,则可继续伸长中切牙,使牙龈缘向冠方移动,然后调磨切缘。如果最短的中切牙较邻近侧切牙短,则不能再伸长中切牙。④检查切牙的切缘是否片磨过。如牙龈缘冠向且切牙片磨过,则只能压低切牙,恢复正常的牙龈缘,然后再以修复的方法恢复切牙的正常牙冠长度,获得最佳的美观效果。

(2)有些患者上中切牙的牙龈乳头缺如、中切牙牙冠切端接触、牙颈部有三角间隙、严重影响前牙的美观效果。对于这些患者治疗原则为:①牙根分开的患者,多由托槽位置不当所致,应重新黏结托槽,或通过补偿曲,平行移动牙齿,消除该间隙,恢复正常的牙龈乳头。②中切牙形态异常的患者,通过中切牙的改形治疗,片磨过宽的前牙,再平行移动牙齿,关闭间隙,恢复正常的牙龈乳头。③对于牙周病患者,通过牙周治疗,然后再改形牙齿,使中切牙接触面延长,减小牙颈部三角间隙,尽量恢复牙龈乳头。

(三)前牙散在间隙的正畸治疗

(1)前牙散在间隙的出现常常表现为前牙伸长、唇向散开,多与进行性牙周病所致的牙周组织破坏有关。

(2)对此类错𬌗的治疗,应先控制牙周病,使活动性牙周病转为稳定性,否则不能进行任何正畸治疗。因为,当菌斑存在时,倾斜和压入移动牙齿均会导致龈下袋的发生,进而加重已存在的牙周病。

(3)前牙唇向散开后,常需内收关闭间隙。此时应注意避免单纯的牙齿倾斜移动,否则前牙覆𬌗将进一步加深,使原本伸长的前牙更为严重,易于引起咬颌创伤,导致牙周病加重,散在的前牙无法治疗。因此,正畸治疗时,应在内收前牙前矫正伸长的前牙;解决覆𬌗的问题。

(4)对前牙轻度伸长而不影响牙齿和面部美观的简单病例,则可采用活动矫治器或简单的固定矫治器,通过牙齿的倾斜移动,关闭前牙散在间隙,减小覆盖。活动矫治器通过弹簧的内收或橡皮圈的弹力来关闭间隙。如采用橡皮圈关闭间隙,应注意防止橡皮圈滑入牙颈部,滑入牙齿的根部,导致牙周组织进一步破坏。一般用釉质黏合剂或光敏树脂黏结阻挡结。采用固定矫治器,在初步排齐牙列后,换用 0.45 mm 的不锈钢圆丝,再以弹力橡皮链关闭间隙,内收前牙。后牙"8"字结扎形成一个加力单位,以增加支抗。必要时可用横腭杆或 Nance 弓增强支抗。

(5)如果前牙咬颌关系尚可,覆𬌗覆盖可以接受,则可移动牙齿,将牙列散在间隙集中于一个或多个牙部位,然后以修复方法关闭间隙。这样牙齿移动较少。

(6)如果前牙唇向散开且前牙伸长较多、覆𬌗明显加深,在内收前牙关闭间隙前,宜先压低伸长的上下前牙。由于患者存在牙周组织破坏,在压低前牙时,应采用轻力。可用 Burston 片段弓技术,以后牙段做支抗,压低前牙。前牙压低后,再以 TMA 方丝或不锈钢方丝内收前牙,获得良好的覆𬌗覆盖关系。

(四)青少年牙周炎的正畸治疗

青少年牙周炎破坏性大、进展快,11～13 岁开始出现,表现为牙菌斑较少、没有临床炎症表现,所以,往往会被忽视。青少年牙周炎由于牙周组织的迅速破坏,常常导致牙列间隙、前牙唇向散开、牙齿漂移、牙齿伸长等错𬌗畸形。

治疗青少年牙周炎时,应该制订全面的治疗计划。因此,需要牙周医师、口腔正畸医师、口腔修复医师共同参与。牙周医师评估患者的牙周状况,并提出适当的治疗方案。正畸医师提出牙齿移动的最佳方案,而修复医师则需要考虑在严重病患前牙拔除后进行暂时的修复治疗,并为后期的永久修复提供方案。

在青少年牙周炎的正畸治疗前,要进行系统的牙周治疗。一般来说,青少年牙周炎采用龈下刮治和根面平整术效果较差。牙周手术虽然可以消除感染源病菌,但结果并不稳定。系统的药物治疗相对而言较为有效。

牙周炎控制后,开始正畸治疗,包括唇向漂移牙齿轴倾度的改变、前牙散开后间隙的关闭、伸长牙齿的压低、修复体(包括种植体)间隙的集中、直立倾斜的后牙或前牙、牙列的排齐等。

(1)唇向漂移牙齿轴倾度的改变:牙周支持组织的破坏,引起前牙唇向漂移。治疗时,可通过内收的方法,以倾斜移动或整体移动改变牙轴。内收前牙时应注意覆𬌗的加深,因此应附加"人"字形曲,对垂直向进行控制,有时应附加转矩控制。唇弓的选择应根据前牙轴倾度的大小来决定。前牙唇向倾斜较多时,多选用圆钢丝;前牙唇向倾斜较小时,则应选方钢丝。

(2)前牙散开间隙的关闭:前牙散开间隙可以采用弹力橡皮链、关闭曲或通过滑动法来关闭间隙。关闭间隙过程中,应注意垂直向的控制,防止覆𬌗加深。

(3)伸长牙齿的压低:采用压入唇弓,如片段弓、摇椅弓、多用途弓,或"匣"形曲。

(4)修复体间隙的集中:采用弹力橡皮链、螺旋弹簧、弹力线等将间隙集中,然后再行修复治疗。

(5)直立倾斜的前牙或后牙:采用直立弹簧、后倾曲唇弓或螺旋弹簧。

(6)牙列的排齐:采用弹性好的唇弓(如镍钛丝、麻花丝、细不锈钢丝等)、带曲的不锈钢丝。

(7)正畸治疗中前牙或后牙缺失的处理:可采用暂时修复体,起到暂时美观的目的。正畸治疗结束后再考虑永久修复体治疗。

(五)𬌗创伤的正畸治疗

成人错𬌗畸形治疗前、治疗过程中和治疗后均可出现𬌗创伤,尤其是牙周病患者,牙齿伸长移位,更易造成殆创伤。个别牙高位、前牙或后牙反殆、个别牙反殆、个别牙锁殆,往往有牙齿早接触,导致殆创伤,使牙齿松动、牙槽骨吸收(垂直型吸收),进而牙龈退缩。

(1)治疗时,首先应控制菌斑,治疗牙龈感染,减少牙齿松动,以防牙周炎症的发展,导致牙周支持组织的进一步破坏。

(2)正畸治疗主要包括采用矫治器矫正前牙或后牙反殆,直立倾斜的牙齿,压低伸长的牙齿,矫正反殆和锁殆,消除牙齿的早接触。应注意的是,在正畸治疗过程中,避免因为牙齿的移动而使殆创伤加重,甚至出现新的创伤。因此,应多用前牙或后牙殆板,而且多个牙齿均匀地与殆板接触。

(3)正畸治疗结束后,应进行广泛的调殆,消除个别牙的早接触。戴保持器时,也应避免不必要的殆创伤。有些畸形治疗后,容易复发而再发生移位,导致新的创伤,或加重已有的殆创伤,损害牙周支持组织,因此考虑用固定保持器终生保持。

(六)牙龈退缩的正畸治疗

当牙齿过于唇向或颊向倾,由于牙齿唇颊侧的骨板较薄,常会引起牙龈退缩。前牙反殆的患者,尤其是骨性下颌前突患者,由于咬颌创伤或下前牙的代偿性舌向倾斜,下前牙唇侧骨板较薄,常常出现牙龈退缩。成年患者,因为牙周炎导致牙周支持组织丧失,牙槽骨吸收,牙龈退缩,牙根暴露。有些严重的患者,牙龈退缩至根分叉甚至根以下。

(1)对殆创伤引起的牙龈退缩,应先行正畸治疗,消除殆创伤。

(2)对于牙齿过于唇颊向移位的患者,可通过正畸方法,移动牙齿向舌腭侧,使牙齿唇颊向的骨板增加,牙龈会随之生长,恢复健康状态。一般需要采用方丝弓矫治器,以转矩力移动牙齿。

(3)牙周炎患者,通过牙周的系统治疗,控制菌斑,消除感染,恢复牙周的健康状态,年轻的患者,由于牙周支持组织的恢复,牙龈也会恢复正常状态。而对于牙龈退缩较为严重的患者,则需要进行牙龈移植手术,然后正畸加力,使牙齿达到比较正常的位置。目前比较流行的导引性组织再生术(GTR),或者更新的导引性骨再生术(GBR)更为有效。

(4)对于牙龈退缩严重的患者,牙齿难以保留,只有拔除。

总之,对于牙周病成年患者,通过牙周系统治疗并结合口腔正畸治疗,可以取得良好的效果。

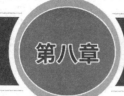

第八章　牙列缺失修复

第一节　全口义齿的关键技术

一、印膜技术

印模是用可塑性印模材料取得的无牙上、下颌牙槽嵴和周围软硬组织的阴模。准确的印模,要反映口腔解剖形态和周围黏膜皱襞和系带的功能活动状态,以取得义齿的良好固位作用。

(一)印模的要求

1.适当地扩大印模面积

印模范围的大小决定全口义齿基托大小,在不妨碍黏膜皱襞、系带及软腭等功能活动的条件下,应当充分伸展印模边缘,以便充分扩大基托的接触面积。义齿的固位力与基托的接触面积成正比例,即接触面积越大,固位力也越大。在无牙颌上单位面积所承受的咀嚼压力与接触面积成反比例,即接触面积越大,无牙颌上单位面积所承受的咀嚼压力越小。

无牙颌印模的范围、印模边缘要与运动时的唇、颊、舌侧黏膜皱襞和系带相贴合,还要充分让开系带,不妨碍唇、颊和舌系带的功能运动。印模边缘应圆钝,有一定的厚度,其厚度为 2～3 mm。上颌后缘的两侧要盖过上颌结节到翼上颌切迹,后缘的伸展与后颤动线一致。下颌后缘盖过磨牙后垫约 6 mm,远中舌侧边缘向远中伸展到下颌舌骨后间隙,下缘跨过下颌舌骨嵴,不应妨碍口底和舌运动。

2.使组织受压均匀

由于口腔的各部分组织各有其不同的解剖特点,缺牙时间不一致,使牙槽嵴各部位吸收不均匀而高低不平。在采取印模时,应注意压力要均匀,否则影响模型的准确性。在有骨突、骨嵴、血管、神经的部位,应缓冲压力,避免戴义齿后产生疼痛。对磨牙后垫、松软黏膜等组织活动性较大的部位,应防止压力过大而使其变形,可在个别托盘的组织面相对应部位多刮除些印模材料,或在托盘上钻孔,在取印模时,使多余的印模材料自孔流出,以缓冲压力。

3.组织面紧密接触

指印模组织面与无牙颌组织表面应当紧密接触。原因是印模组织面形成基托组织面与无牙颌组织面的密合度与义齿的固位力成正比例,即两个接触面贴合得越紧密,固位力就越大。紧密接触的义齿基托组织面和无牙颌组织面之间有唾液,形成一定的固位力。唾液与基托组织面间,唾液与无牙颌组织面之间存在异分子的附着力,唾液的同分子之间的黏着力,黏着力和附着力共同构成义齿固位的吸附力。接触面和接触面间的贴合度与吸附力成正比例,当唾液黏稠度合适时,接触面积越大,越密贴,则吸附力也越大。

4.边缘封闭

取印模时,在印模材料可塑期内进行肌肉功能整塑,由患者自行进行或在医师帮助下,唇、颊和舌做各种动作,塑造出印模的唇、颊、舌侧边缘与功能运动时的黏膜皱襞和系带吻合,以致所形成的义齿基托边缘与运动时的皱襞和系带相吻合,防止空气进入基托与无牙颌组织面之间,以达到良好的边缘封闭。

(二)印模的种类

印模种类根据取印模的次数而分,可分为一次印模法和二次印模法,二次印模法亦名为联合印模法;根据印模的精确程度而分为初印模法和终印模法;依照是否进行肌肉功能整塑而分为解剖式印模法和功能印模法;按印模操作方法分为开口印模法和闭口印模法。

(三)取印模方法

1.开口式印模法

开口式印模法是指在患者张口的情况下,医师用手稳定印模在位而取得印模的方法。

(1)一次印模法是在患者口中一次完成工作印模的方法。先选择合适的成品托盘,若托盘边缘短,可用蜡或印模膏加长、加高边缘。如患者腭盖高,在上颌托盘中央加适量的印模膏,在口中试戴托盘后,用藻酸钠印模材料在患者口中取印模。此方法简便,但难以进行准确的边缘整塑。

(2)二次印模法又称双重印模法、联合印模法,是在患者口中制取二次印模完成工作印模的方法。此法操作复杂,但容易掌握,所取得的印模比较准确。

取初印模:取上颌初印模,选与患者口腔情况大致相似的成品托盘,将印模膏放置在 60～70 ℃热水中软化。取适量软化的印模膏放置在托盘上,用手指轻压印模膏,使其表面上形成牙槽嵴形状的凹形;医师在患者的右后方,右手持盛有印模膏的托盘,左手示指拉开患者的左口角,将托盘旋转放入患者口中;托盘柄对准面部中线,拉开上唇,托盘对向无牙颌,向上后方加压,使托盘就位;以右手中指和示指在口盖处稳定托盘在一定位置,然后左手的拇指置于颊的外面,示指置于颊的内面,牵拉颊部肌肉向下前内方向运动数次。即可在印模边缘上,清晰地印出颊系带和上颌结节颊侧黏膜皱襞功能活动时的外形,而完成左颊侧区肌功能整塑。右颊侧区整塑方法和步骤同上,但手的方向相反。唇侧区肌功能整塑方法是医师用两手中指稳定托盘后,将拇指置于上唇外面,示指置于唇内,牵动上唇向下内方向运动数次;即可清晰地印出上唇系带印迹,冲冷水使印模膏硬固后,使印模从上颌后缘脱位,从口内旋转取出。检查初印模,组织面应清晰,印模边缘伸展和厚薄合适,唇、颊系带印迹清晰。如印模边缘过厚过长,应去除过多的印模膏,然后逐段地在酒精灯火焰上烤软,在热水中浸一下,立即再放在患者口中就位,进一步做肌功能整塑。

取下颌初印模,医师在患者的右前方,右手持托盘,左手示指拉开患者右口角,将托盘旋转进入患者口中;将两手示指放在托盘两侧相当前磨牙部位,拇指固定在下颌骨下缘,轻压使印模托盘就位;在印模托盘就位过程中,嘱患者将舌微抬起,印模托盘完全就位后嘱患者舌向前伸并左右摆动;医师用右手示指稳定托盘,左手示指和拇指放置在患者左颊的内外,牵动颊部向上前内方向;用左手示指稳定托盘,右手示指和拇指放置在患者右颊的内外,牵动颊部向上前内方向,并拉动下唇向上内。应注意稳定托盘,以免印模移动而影响印模的准确性。

制作个别托盘:①将初印模的组织面均匀刮去一层,缓冲区域应多刮除些,去除组织面的倒凹,周围边缘刮去 1～2 mm,经过处理后的初印膜就称之为个别托盘。个别托盘更适合个别患者的口腔情况,便于取得准确的终印模。②用室温固化塑料或光固化基托树脂材料制作个别托盘。取初印模后灌注石膏模型,用变色笔在模型上画出个别托盘的范围,在画线范围内,铺一层基托蜡,目的是便于塑料托盘与模型分离,并留出放置第二次印模衬层材料的位置。调拌适量的室温固化塑料,于粥状期时,涂塑个别托盘,厚度约 2 mm,边缘应低于移行皱襞 1～2 mm。待塑料硬固后,经磨光形成个别托盘。也可以用预成的光固化塑料基托铺在模型上使之贴合,修整边缘,光照固化制作个别托盘。此种方法虽然费时、费事,但所取得的印模准确。

取终印模:先试个别托盘,检查托盘边缘不应妨碍系带和周围组织活动,取出托盘。嘱患者发"啊"音,找出颤动线的位置,用口镜柄轻轻自颤动线向前方稍加压,检查后堤区组织的让性,用变色笔或甲紫标示出颤动线和后堤区范围;或在个别托盘后缘加一层蜡,使对后堤区组织加压。调拌藻酸钠印模材料或硅橡胶终印材料做二次印模材料,放置在托盘内,旋转放入口中,以轻微压力和颤动方式使印模托盘就位,做肌功能整塑。在整塑时,不应让肌肉活动度过大而超过功能性运动范围。活动度过大或印模材料流动性较大时,可使印模边缘过短。如活动度过小或印模材料过稠流动性小时,可使印模边缘过长、过厚。由于终印模与口腔软组织紧密贴合,边缘封闭好,吸附力大。如果印模取下有困难,不可强使印模脱位,否则印模将脱离托盘。最好让空气从上颌后缘进入印模和黏膜之间,破坏负压,使印模脱位。也可以让患者含漱或鼓气,从唇侧边缘滴水,使印模容易取下。

2.闭口式印模法

先在口中取上、下颌初印模,灌注石膏,形成初模型(研究模型),在模型上用室温固化塑料或蜂蜡板形成上、下颌暂基托。要求暂基托固位好、平稳、不变形。在上颌基托上形成𬌗堤,基托加𬌗堤形成𬌗托。𬌗堤平面的前部在上唇下缘露出约 2 mm,并且平行于瞳孔连线,后部平行于鼻翼耳屏连线。测量面部下 1/3垂直高度,垂直高度要比要求的距离约低 2 mm,所低的距离是二次印模材料的厚度。确定下𬌗托的高度和形成正中𬌗位记录,先取下颌终印模,再取上颌终印模,采用氧化锌丁香油糊剂印模材取终印模。嘱患者咬在正中颌位时,借咬合力使印模材料分布均匀,而不会使压力过于集中在某一区域。让患者做吹口哨、撮嘴唇、舌前伸和左右摆动,以主动方式完成印模边缘的整塑。闭口式印模法操作步骤多,技术要求高。此法常用于全口义齿重衬。

二、颌位记录

颌位关系或称颌位泛指上下颌之间的相对位置关系。颌位关系通常包括垂直关系和水平关系两个内容。垂直关系为上下颌之间在垂直方向上的位置关系,常用鼻底至颏底的面下 1/3 高度表示,称为垂直距离。水平关系为上下颌之间在水平方向上的位置关系。口颌系统在进行各种功能活动时,下颌可进行灵活的、有规律的运动,与上颌处于各种不同的相对位置。在下颌的各种颌位中多数是不稳定的(比如下颌前伸和侧方运动中的颌位),只有少数颌位是稳定的。这些稳定的颌位是口颌系统健康地行使功能的基础。当天然牙列存在时,下颌有3个最基本的稳定颌位,一个是正中殆位,又称为牙尖交错位,是指上下颌牙尖窝交错最广泛接触的位置。正中殆位使上、下颌之间保持稳定的垂直高度和水平位置关系,正中殆位时的垂直距离又称为咬合垂直距离。第二个稳定的颌位是当下颌后退到最后,髁突位于关节凹生理后位时的位置,称为正中关系位。少部分人的正中殆位与正中关系位为同一位置,但多数人的正中殆位于正中关系位的前方1 mm范围之内。第三个颌位是当升降颌肌群处于最小收缩,上下唇轻轻闭合,下颌处于休息的静止状态,称为息止颌位,又称下颌姿势位。下颌处于息止颌位时,上下牙列自然分开而无接触,上下牙列之间存在一个相对稳定的间隙称为息止间隙,此间隙在上下切牙切缘之间平均高度为2~3 mm,因此息止颌位时的垂直距离应比正中殆位的咬合垂直距离高2~3 mm。

当牙列缺失后,没有了上下颌后牙的支持和牙尖锁结作用,正中殆位消失,上下颌之间只有颞下颌关节、肌肉和软组织连接,下颌位置不稳定,由于肌张力的作用,常导致面下1/3高度变短和下颌习惯性前伸,采用全口义齿修复已无法完全准确地恢复原天然牙列正中。此时水平方向唯一稳定、可重复的颌位是正中关系位,最可靠的做法就是在适宜的垂直高度上,在正中关系位建立全口义齿的正中殆。因此,在制作全口义齿前,需要先取得无牙颌的颌位关系记录,即确定并记录垂直距离和正中关系。

(一)确定垂直距离

确定垂直距离的方法有如下几种。

1.息止颌位法

无牙颌患者采用全口义齿修复后,应与天然牙列一样,在息止颌位时上下人工牙列之间也应该存在相同的息止间隙。通过测量无牙颌患者息止颌位时的垂直距离,然后减去2~3 mm的息止间隙,即可得到该患者的咬合垂直距离。息止颌位法是确定无牙颌患者垂直距离最常用的方法。

2.面部比例等分法

研究表明,人的面部存在大致的比例关系,其中垂直向比例关系有二等分法和三等分法。二等分法是指鼻底至颏底的距离(垂直距离)约等于眼外眦至口角的距离。三等分法是指额上发迹至眉间点,眉间点至鼻底,鼻底至颏底三段距离大致相等。可利用面部比例确定面下1/3调试。

3.面部外形观察法

垂直距离恢复正常者,正中咬合时上下唇自然闭合,口裂平直,唇红厚度正常,口角不下垂,鼻唇沟和颏唇沟深度适宜,面部比例协调。

4.拔牙前记录法

在患者尚有余留天然牙维持正常的正中咬合时记录其垂直距离,或记录面部矢状面侧貌剪影。

此外还有发音法、吞咽法,测量旧义齿,参考患者的舒适感觉等方法。临床上需要结合不同的方法,互为参考。

(二)确定正中关系

无牙颌患者的下颌常习惯性前伸,如何使下颌两侧髁突退回到生理后位是确定正中关系的关键。确定正中关系的方法有如下几种。

1.哥特式弓描记法

由于正中关系位为下颌后退的唯一最后位置,因此下颌在前伸和左右侧方运动过程中的任何其他颌位(又称非正中关系位)一定位于正中关系位的前方。哥特式弓描记法利用𬌗托将描记板和描记针分别固定于患者的上颌和下颌,当下颌做前后运动和左右侧方运动时,描记水平面内各个方向的颌位运动轨迹,获得一个"V"字形图形,因其形状像欧洲哥特式建筑的尖屋顶,因此称为"哥特式弓"。当描记板固定于上颌,描记针固定于下颌时,描记板上的哥特式弓尖端向后(图 8-1)。当描记板固定于下颌,描记针固定于上颌时,哥特式弓尖端向前。哥特式弓的尖端即代表正中关系,当描记针处于此尖端时下颌的位置即为正中关系位。哥特式弓描记法有口外描记法和口内描记法。

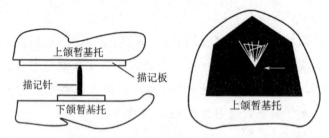

图 8-1　哥特式弓描记器(口内法)及"V"字形描记轨迹图形

2.直接咬合法

直接咬合法是利用𬌗托上的蜡堤和𬌗间记录材料,设法使患者下颌后退并直接咬合在正中关系位的方法。有很多方法可以帮助患者下颌退回至正中关系位,具体如下。

(1)卷舌后舔法:临床上常在上殆托后缘正中部位黏固一个小蜡球,嘱患者小开口,舌尖向后卷,舔住蜡球的同时慢慢咬合。因为舌向后方运动时,通过下颌舌骨肌等口底肌肉的牵拉可使下颌后退至正中关系位。

(2)吞咽咬合法:在做吞咽动作时下颌通常需要退回至正中关系位。因此,在确定正中关系时可让患者边做吞咽动作边咬合。

(3)后牙咬合法:当下颌退回正中关系位时,咀嚼肌可以充分发挥作用,患者感觉舒适。可嘱患者有意识地直接用后牙部位咬合,或者医师可将手指置于殆后部,让患者轻咬,体会咬合能用上力量时下颌的位置,然后医师将手指滑向殆颊侧,上下殆即可自然咬合在正中关系位。

(4)反射诱导法:在确定正中关系时应使患者处于自然、放松的状态,避免因精神紧张而导致肌肉僵硬和动作变形。采用暗示的方法,比如嘱患者"上颌前伸"或"鼻子向前",可反射性地使其下颌后退。也可结合吞咽咬合法或后牙咬合法,同时医师用右手的拇指和示指夹住患者的颏部,左手的拇指和示指分别置于下托后部颊侧,右手轻轻向后用力,逐渐引导下颌后退。

(5)肌肉疲劳法:在确定正中关系前,嘱患者反复作下颌前伸的动作,直至前伸肌肉疲劳,此时再咬合时下颌通常可自然后退。

(6)肌监测仪法:利用肌监测仪释放的直流电脉冲刺激,通过贴于皮肤上的表面电极,作用于三叉神经运动支,使咀嚼肌产生节律性收缩,可消除肌紧张和疲劳。用肌监测仪法可分别确定垂直距离和下颌后退位。首先经过一定时间较温和的电刺激后,可获得准确的息止颌位,此时可确定息止颌位垂直距离。然后可采用直接咬合法确定正中关系,或者再加大刺激强度,直接确定正中关系位。

严格来说,采用肌监测仪直接确定的颌位,或者采用吞咽咬合法、后牙咬合法和肌肉疲劳法等方法确定的颌位并不是正中关系位,而应该是升下颌肌群肌力闭合道的终点,或称肌位,通常位于正中关系位的稍前方。在天然牙列,肌力闭合道终点通常与正中殆位一致。因此,在肌力闭合道终点建立全口义齿的正中殆可能更加合理。研究表明,在正中关系位向前 1 mm 范围内均可建立全口义齿的正中殆,称为"可适位"。而肌力闭合道终点为建立正中殆的"最适位"。但是,肌位的变异性较大,稳定性和可重复性不如正中关系位,因此在临床上为无牙颌患者确定准确的肌位要比确定正中关系位困难。如果全口义齿在正中殆关系位建殆,为了保证正中关系位、正中殆位和肌位之间的协调,可使义齿人工牙在正中附近的一定范围内(前后向 1 mm)有稳定的咬合接触,即有"自由正中"

或"长正中"。如果采用哥特式弓描记法确定水平颌位关系,也可以在哥特式弓顶点前方 0.5～1.0 mm 的位置建立义齿的正中,可能更接近其最适位。

三、排牙技术

(一)个性化排牙

个性化排牙不同于常规的整齐一致的排列方法,是指根据患者牙弓情况、天然牙大小及排列、患者的喜好等,在不影响义齿固位和稳定的前提下,将个别牙排列成轻微拥挤、重叠状,或者牙齿颜色略不同,以显现个性化特征,避免与年龄不符的过于整齐的"义齿外貌"。随着患者对美观要求增高,个性化排牙将会有更多的应用。

(二)人工牙的𬌗型

全口义齿的𬌗型可以分为解剖式和非解剖式两类。

1.解剖式𬌗型

解剖式型是指采用解剖式人工牙或半解剖式人工牙的型。人工牙面形态与天然牙相似,有牙尖和窝沟,在正中上下牙可形成有尖窝交错的广泛接触关系,在非正中可以实现平衡咬合。与刚萌出的天然牙相似的解剖式牙的牙尖斜度为 33°角和 30°角。也有的人工牙模拟老年人的面磨耗,牙尖斜度略低,约为 20°角,又称为半解剖式牙。牙尖斜度大的解剖式牙咀嚼效率高,但咬合时通过牙尖作用于义齿的侧向力也大,对于牙槽嵴低平或呈刃状者,不利于义齿稳定和支持组织健康。某些特殊形式的解剖式牙与天然牙略有不同,如舌向集中,后牙的上牙舌尖较大而颊尖缩小,下牙的中央窝宽阔,易于达到侧方平衡,侧向力小。舌向集中是适用于牙槽嵴重度吸收无牙颌患者的一种改良型。

舌向集中𬌗的优点:具有解剖牙和非解剖牙的优点,美观、咀嚼效率高,水平力小;垂直向力集中于下颌牙槽嵴顶,下颌义齿更稳定;上颌义齿只有后牙舌尖起作用,颊尖可以更偏向牙槽嵴颊侧,可避免排列反𬌗,增进美观;在"正中支持"周围 2～3 mm 范围内易于获得有"正中自由"的平衡咬合。

2.非解剖式𬌗型

非解剖式𬌗型是指采用非解剖式人工牙的𬌗型,人工牙𬌗面形态与天然牙不同,又包括平面𬌗和线性𬌗等。非解剖式牙的侧向力小,有利于义齿的稳定和支持组织的健康,而且正中咬合时有较大的自由度,适用于上下颌骨关系异常,或牙槽嵴条件较差者。非解剖式牙为平面咬合,因此排牙简单,可以不使用可调节𬌗架。但非解剖式牙的咀嚼效能和美观效果一般不如解剖式牙。平面𬌗为无尖牙,无尖牙𬌗面仅有窝沟而无牙尖,上下人工牙为平面接触,义齿平面也为平面式,无曲线。

线性𬌗,该设计源于Goddard,后由Frush于1966年改进完成。其特点是上下后牙单颌为平面牙,对颌为颊尖刃状牙(图8-2)。线性者𬌗,虽然上颌后牙𬌗面和义齿平面均为平面,但下颌后牙𬌗面成嵴状,上下颌后牙为平面与线的接触关系。使全口义齿的𬌗型从解剖牙的三维关系和平面的二维关系改为一维的线性接触关系。

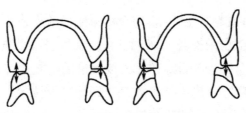

图8-2 线性𬌗示意图

四、选磨调𬌗

全口义齿初戴及以后的随诊过程中,都要涉及选磨调𬌗的问题。在确认颌位关系正确之后,还需要检查咬合关系,确定正中𬌗、侧方𬌗和前伸𬌗时是否平衡。完善的平衡接触关系应该是正中𬌗时上下前牙不接触,上下后牙尖窝交错,上下后牙功能尖(上后牙舌尖和下后牙颊尖)均分别与对牙𬌗中央窝或边缘嵴接触;侧方𬌗时,工作侧上牙颊尖舌斜面均与下牙颊尖颊斜面接触,上牙舌尖舌斜面与下牙舌尖颊斜面接触,平衡侧上牙舌尖颊斜面与下牙颊尖舌斜面接触;前伸𬌗时,上前牙切端及其舌斜面与下前牙切端及其唇斜面接触。要认真检查有无早接触、干扰或低𬌗,然后进行选磨调𬌗。选磨是根据咬合检查的结果,调磨正中𬌗的早接触点,以及侧方𬌗和前伸𬌗时的牙尖干扰,使达到正中𬌗、侧方𬌗和前伸𬌗平衡接触关系。全口义齿即使采用面弓转移上可调节𬌗架排牙,取得了平衡,但义齿制作过程的任何步骤都可能产生误差,使得完成的义齿在口内不能达到咬合平衡。因此,咬合检查和选磨调𬌗是全口义齿修复不可缺少的步骤。

(一)调𬌗的方式

咬合检查与选磨调𬌗分为口内调𬌗与上𬌗架调𬌗两种方式。将完成的义齿戴入患者口内进行咬合检查,根据咬合印记调𬌗时,由于全口义齿为黏膜支持,口内咬合检查时义齿有一定的动度,咬合检查结果的准确性和可重复性较差,使得口内调𬌗的准确性差。因此,正确的做法是将义齿重新上𬌗架调𬌗。

重新上殆架调殆的方法有两种:一种是在义齿装胶、热处理后,打开型盒时保持模型与义齿不分离,然后根据殆架上保留的模型对记录将模型连同义齿重新固定在殆架上,并进行选磨调殆。用此种方法可去除因蜡型制作、装盒、装胶等处理时导致的人工牙变位、垂直距离增高等误差。但如果是在颌位关系确定和面弓转移上架等步骤中出现的误差,则无法去除;另一种方法是将完成的义齿戴入患者口内,重新取得颌位关系记录,然后再重新上殆架调殆。

(二)咬合检查

咬合检查的目的是确定正中殆、侧方殆和前伸殆咬合接触滑动过程中存在的早接触、殆干扰和低殆的部位。所谓早接触是指当正中殆多数牙尖不接触时个别牙尖的接触;殆干扰是指侧方和前伸接触滑动过程中多数牙尖不接触而个别牙尖的接触;低殆是指多数牙尖接触而个别牙尖不接触。咬合检查通常是将咬合纸置于上下牙之间,然后在咬合接触的部位会染色显示咬合印记,医师根据咬合印记判断需要调磨的部位,调磨后重新进行咬合检查。经过反复检查和调磨,最终达到平衡殆接触。咬合检查应用不同颜色的咬合纸,在正中殆、侧方殆和前伸殆分别进行。正中殆检查时应使上下牙在小开口范围内做快速叩齿动作,前伸检查时下牙从正中殆向前接触滑动至前牙切缘相对,侧方殆检查时下牙从正中殆向工作侧接触滑动至工作侧颊尖相对。

(三)调殆注意事项

(1)保持垂直距离,避免调殆降低垂直距离。

(2)保持殆面形态,避免调磨过多而将人工牙殆面的牙尖和沟窝形态磨除。调殆工具应使用小的磨头或大号球钻。

(3)调殆时应单颌调磨,每次调磨量要少,每次调磨后重新咬合,检查时调磨过的接触点应保持接触,即"原地点重现",避免变成低殆,越调磨接触点越多,逐渐达到多点接触甚至完全接触平衡。调磨应顺沿接触点的走向。

(四)选磨调殆的步骤

1.正中殆早接触的选磨

正中殆早接触可分为支持尖早接触和非支持尖早接触。对于上牙颊尖和下牙或下牙舌尖与上牙的早接触,应按照 BULL 法则(buccal-upper, lingual-lower),调磨非支持尖,即调磨上后牙颊尖和下后牙舌尖。对于支持尖早接触,即上牙舌尖或下牙颊尖分别与对牙中央窝和近远中边缘嵴之间的早接触,应结合侧方殆平衡侧接触情况,如果正中殆有早接触的支持尖在作为平衡侧时也存在干扰,则调磨支持尖。如果作为平衡侧时无𬌗干扰,则调磨与支持尖相对的对𬌗牙的中央窝或边缘嵴。

2.侧方𬌗𬌗干扰的选磨

工作侧的𬌗干扰发生在上后牙颊尖舌斜面和下后牙颊尖颊斜面之间,或上后牙舌尖舌斜面与下后牙舌尖颊斜面之间。同样应按照 BULL 法则,调磨非支持尖。平衡侧的𬌗干扰发生在上后牙舌尖的颊斜面和下后牙颊尖的舌斜面之间。应结合正中𬌗,如果平衡侧𬌗干扰牙尖在正中存在早接触,则调磨此牙尖,否则分别少量调磨上下功能尖的干扰斜面,避免降低牙尖高度。对于侧方𬌗工作侧前牙的干扰,应选磨下前牙的唇斜面或上前牙的舌斜面,避免磨短上前牙。

3.前伸𬌗𬌗干扰的选磨

前伸𬌗后牙的干扰发生在上颌后牙远中斜面与下颌后牙近中斜面,调磨应同时遵守 BULL 法则和 DUML 法则,即分别调磨上牙颊尖远中斜面和下牙舌尖近中斜面。对于前伸𬌗前牙𬌗干扰,应选磨下前牙的唇斜面或上前牙的舌斜面,避免磨短上前牙。

五、重衬技术

全口义齿重衬是指在全口义齿基托的组织面上添加一层树脂衬层。当牙槽嵴骨吸收和软组织形态改变,导致基托组织面与承托区黏膜不密合时,通过重衬的方法,使重衬的树脂充满不密合的间隙,使基托组织面与承托区黏膜组织恢复紧密贴合,可增加义齿的固位力,有利于咀嚼压力在承托组织上的合理分布。由于无牙颌剩余牙槽嵴的持续性骨吸收,全口义齿戴用一段时间后,如果发现基托不密合,应及时重衬,以避免义齿固位不良,因翘动导致基托折裂,和因承托组织受力不均导致的疼痛及牙槽嵴过度吸收。还有一种重换基托的方法,是指保留人工牙,重新置换基托,这种方法不常用。在重衬处理前,应确定其颌位关系正确,咬合关系异常者应先做适当选磨调𬌗。对于存在明显压痛点和黏膜红肿、溃疡者,应先进行适当修改或停戴义齿,使黏膜组织恢复正常。

(一)直接法重衬

所谓直接法重衬是采用自凝树脂直接在患者口内进行全口义齿基托组织面重衬的方法。首先需将义齿清洗干净,组织面均匀地磨除约 1 mm,形成粗糙面。为了避免重衬的自凝塑料黏固在义齿磨光面和牙面上,可在其上涂布一薄层凡士林,起分离剂的作用。为了避免自凝树脂刺激患者黏膜,也可在承托区黏膜上涂一薄层凡士林。然后,调拌自凝树脂,并在基托组织面及边缘涂布树脂单体,待调拌好的自凝树脂处于粘丝期时,将其涂在基托组织面上。将义齿戴入患者口里就位,引导患者轻轻咬合在正中位,同时进行边缘功能性整塑。在重衬的自凝树脂初步硬化而尚有一定弹性时,将义齿从患者口内取出,同时应避免义齿扭动变形。将义齿在温水中浸泡 3～5 分钟,至自凝树脂完全硬固,然后磨除多余的树脂,并将边缘磨光。最后,将重衬完成的义齿再戴入患者口内,检查义齿的固位、边缘伸展和咬合关系,进行适当的磨改和调𬌗。

重衬前应了解患者是否为过敏体质,避免引起变态反应。重衬过程中应在自凝树脂尚有一定弹性时及时将义齿取出,而不要等树脂完全硬固后再将义齿取出,避免树脂固化时放热灼伤黏膜,或因自凝树脂进入组织倒凹区而无法将义齿取出。

(二)间接法重衬

间接法重衬是用义齿作为个别托盘,组织面加入终印模材后在口内取得闭口式印模,再将义齿及其上的印模材直接装盒、装胶,用热凝树脂替换义齿基托组织面上的印模材料,达到重衬目的。对于义齿基托边缘过短,需要接托的患者,或对自凝树脂过敏的患者,适合采用间接法重衬。

间接法重衬的操作方法是:先将义齿清洗干净,将组织面均匀磨除约 1 mm。调拌适量的终印模材置于义齿基托组织面,将义齿在口内就位后咬合在正中𬌗位,同时进行边缘功能性整塑。待印模材凝固后从口内取出义齿,去除多余的印模材,将义齿直接装盒。待型盒内石膏硬固后,直接开盒,按常规方法涂分离剂、装胶和热处理。

(三)软衬

软衬材料具有良好的弹性,无刺激性,能与义齿基托牢固结合,将其衬于基托组织面,使基托作用于承托区黏膜的咀嚼压力得以缓冲,可减小支持组织受力避免压痛。适用于牙槽嵴低平或刃状、黏膜薄、支持能力差的患者。常用软衬材料有丙烯酸树脂类和硅橡胶类两种,可采取直接重衬或间接重衬,也可在义齿制作过程中基托装胶时同时加入软衬。软衬材料的缺点是不宜抛光,易老化变硬。目前常用的软衬材料最长可维持 5 年左右的时间。对无牙颌患者进行软衬前必须对其口腔软硬组织情况进行全面评价。如果患者牙槽嵴较丰满,黏膜厚度适中,弹性好,进行一般的常规义齿修复即可取得较好的效果,有学者的研究表明口腔黏膜厚度有 1.5 mm 时没必要进行软衬,因为软衬可致基托位移加大。但如果患者年龄较大或有糖尿病、衰弱性疾病、磨牙症、口干症以及牙槽嵴低平、口腔黏膜很薄缺乏弹性者宜进行软衬处理。若患者牙槽骨倒凹明显而不能承受手术治疗时,使用软衬材料有利于义齿的就位和减轻疼痛。使用软衬材料的意义如下。

1.保护口腔软硬组织健康

Kawano 等的研究表明软衬材料相当于一个缓冲垫,可使支持组织上的压力分布更加均匀,能减轻局部组织的应力,在力的传递过程中能将冲击力减少28.2%～96.5%,从而起到减压调节器的作用。Sato 和周小陆等采用有限元分析的方法进行研究,发现常规下颌全口义齿的应力主要集中在下前牙区的舌斜面和后牙区的颊舌斜面上,使用软衬材料后应力减小。Kawano 等发现下颌舌骨嵴区应力最大,软衬后应力分布范围无明显改变,但最大应力值明显减小。当患者年龄较大或有全身性疾病而牙槽骨吸收严重、口腔黏膜变薄或弹性下降时采用软衬材料,可利用其弹性缓冲力对黏膜及骨组织的压迫作用,减少疼痛的发生,从而提高患者的满意度;当组织倒凹较大或骨性隆突明显,其表面黏膜薄时采用软衬材料可减少局部受力,减少疼痛的发生,并利于义齿的顺利就位。

2.增进修复体的固位

软衬材料作为义齿下的衬垫,可提高义齿组织面的密合度,封闭修复体边缘,缓冲和吸收过大或不均匀力,伸入组织倒凹区,从而提高修复体的固位能力。

3.提高义齿的咀嚼功能

软衬后全口义齿的咀嚼功能有改善。Kayakawa 等对常规义齿和软衬后义齿进行了咀嚼功能的比较,结果证明软衬材料可使患者的肌肉、关节更协调,从而软衬后咀嚼效率增高,最大咬合力加大,咀嚼频率减低,咀嚼时间缩短,咀嚼肌活动趋于减低。

(四)组织调整剂重衬

如果患者原来有旧义齿需重新修复,要认真检查原义齿并了解其使用情况,若由于旧义齿的不合适对口腔黏膜造成了不利影响,出现黏膜压痛、溃疡、变形变位时,在重新修复前有必要用一种特殊软衬材料——组织调整剂进行组织调整,先恢复其口腔黏膜的健康。帮助受压不均变形的黏膜恢复到原来状态,促进黏膜溃疡的愈合,然后再重新开始新的义齿制作。

六、复制义齿技术

(一)复制义齿的介绍

复制义齿就是通过不同的材料对旧义齿进行复制,将复制出的义齿加入新义齿的制作过程中,使新义齿的全部或部分与旧义齿相似或完全相同的义齿制作技术。利用复制义齿技术制作新义齿,可以更多地参考旧义齿的人工牙排列位置及磨光面形态,缩短患者适应新义齿的时间。临床上常可见到,一些多年戴用全口义齿的患者,当更换新义齿时,因为新义齿与旧义齿有较大区别难以适应,而将新义齿弃之不用的情况。尤其老年人,接受新事物的能力差,这种情况更加突出。利用复制义齿技术制作新义齿,将能很好地解决上述问题。

早在1953年,已有学者认识到复制义齿的重要性,其后,不同学者设计了很多复制旧义齿的方法。全口义齿复制技术从制作方法上,可以大致分为灌注式和加压式两种。灌注式是在旧义齿远中接上两蜡道后,利用特定容器通过不同的印模材料,复制出旧义齿的阴模,亦可直接在阴模的远中开窗,取出义齿后,再灌入蜡和/或树脂材料,完成义齿的复制。加压式是在各种密封容器中,通过不同材料复制出旧义齿的阴模,取出旧义齿后,在阴模内加入蜡和/或树脂材料,通过加压的方式制作出义齿。

(二)复制义齿的分类

全口义齿复制技术从复制义齿的制成品上,可以分为全复制技术和部分复制技术。全复制技术复制出的义齿与原义齿完全相同。部分复制技术复制出的新义齿只有部分与原义齿相同。不同学者设计的部分复制技术各有不同,在新义齿加入的新元素主要集中在人工牙咬合面的调整和基托组织面的改变。随着旧义齿戴用时间增加,会出现人工牙牙面磨耗,垂直距离下降;牙槽嵴萎缩,义齿组织面与承托组织不贴合。因此,全复制技术较适用于备用义齿、过渡义齿、外科护板,或当义齿因损坏而修理时,需要复制出一副义齿临时应用等情况;而部分复制技术可保留一定的旧义齿信息,但又可以为义齿加入一些新的元素,因此,较适合用于戴用一定时间后的义齿更换。

(三)改良复制义齿技术的特点

有学者结合目前临床常用材料及方法,用改良复制义齿技术,为需要更换旧义齿的患者制作新义齿,他们的制作步骤的特点如下。

1.用藻酸盐印模材料复制旧义齿

由于使用复制义齿技术的目的主要是制作出一副义齿用于确定颌位关系,让技师可以参考旧义齿的人工牙位置进行排牙,参考磨光面形态进行义齿磨光面的制作,并且能用作暂基托取闭口式印模。因此,义齿复制的精度要求不需要很高。此外,在以往的研究中,用于义齿复制的容器较大,需要的复制介质材料的量也是比一般印模相对多的。考虑以上因素,他们选择了价格较便宜,容易获得的藻酸盐印模材料和常规义齿制作装盒时使用的金属型盒来进行,使本方法更容易推广。

藻酸盐材料凝固后置于空气或水中会影响尺寸的稳定性,一般建议在 15 分钟内灌注,但在 100% 的湿度下,尺寸变化较小,具有较好的尺寸稳定性。义齿复制步骤中,参照常规装盒的方法,用藻酸盐印模材料将旧义齿埋入型盒,待藻酸盐材料凝固后 5～10 分钟即可开始在人工牙部位灌注红蜡,在基托部位灌注自凝树脂材料,注入自凝树脂材料后便马上关闭型盒,型盒对于内部水分的挥发有一定阻隔作用,到自凝树脂材料完全固化大约需要 20 分钟。因此,使用藻酸盐材料和金属型盒配合,能满足对义齿复制的临床要求。同时,使用红蜡和树脂基托相配合,能充分利用红蜡的易于排牙操作和自凝树脂材料作为暂基托的强度两者配合,使复制出的义齿既有足够的强度又易于操作。

2.利用旧义齿确定颌位关系

戴有旧全口义齿的患者,颌位关系的确定可以参考旧义齿的颌位和人工牙的磨耗程度进行,但是,常规全口义齿制作步骤中,对旧义齿的参考是很有限的。通过复制义齿技术,可以复制出与旧义齿相同的义齿作为工具,直接在旧义齿的𬌗面加上烤软的红蜡、确定新的颌位关系。垂直距离的确定可以根据旧义齿人工牙的磨耗量、息止颌位等进行确定;正中关系也可以直接参考患者旧义齿的正中关系进行确定;对于偏侧咀嚼的患者,可以根据两侧人工牙的磨耗量,习惯性肌力闭合道和息止颌位等进行调整、确定;对于人工牙严重磨耗,下颌代偿性前伸的患者,可在旧义齿人工牙面加上烤软的红蜡片,诱导患者下颌后退,重新确定颌位关系。对于颌位关系确定有困难的患者,可以加用哥特式弓描记法来确定。𬌗平面、中线位置的确定也可以同步进行。同时,亦可以直接与患者交流,更准确地达到患者对义齿的要求。

3.根据旧义齿位置进行人工牙的排列与基托磨光面形成

全口义齿的人工牙位置和磨光面形态是影响义齿固位和稳定的重要因素。换而言之,全口义齿人工牙的位置如果不在中性区范围内,磨光面形态与周围肌肉组织不协调,不只影响义齿的固位与稳定,还会破坏周围肌肉的平衡状态。在患者戴用一副义齿多年后,若没有明显不适,就说明随着旧义齿戴用时间增加,周围的肌肉、神经调控已经适应义齿,根据旧义齿形态形成了口腔内的中性区。通过义齿复制方法,送到技师手上的就会是蜡牙形成的牙列,技师在排牙时,可以直接参照旧人工牙的位置,刮掉一个牙,排列一个新牙。使排列出的人工牙弓形与旧义齿非常接近。对于垂直距离升高较多的患者,要注意将升高的部分平分在上下颌上,以免平面过高或过低。而且义齿磨光面的制作,由于具有复制自旧义齿的自凝树脂暂基托,形态、角度也会自动形成,为技师节省了大量工作。由于有旧义齿的蜡型作参考,减少了人工牙位置、磨光面形态不符合医师或患者要求而重新制作的机会,人工牙的排列与基托磨光面的外形将会更适合患者。

4.采用闭口式印模

印模的制取方法可以分为解剖式印模和功能性印模。解剖式印模能获得口腔黏膜在非功能状态下的形态。功能性印模是在功能压力下取得的印模,能获得口腔黏膜在功能状态下的形态。解剖式印模法一般是患者在开口状态下由医师操控下获得,容易受医师取印模时手指压力的力度与方向影响;功能性印模一般是在患者闭口状态下取得,能根据患者的咬合力而调整不同区域的压力,使取得的印模可以更接近患者口腔功能下的状态。通过复制义齿技术,可以在临床试牙成功后,采用闭口式印模技术,取得终印模。将终印模直接送技工室装盒,更换基托材料进行热处理。在取闭口式印模前,需要再次确定基托伸展是否合适,对过长的边缘予以调改,过短的边缘用边缘整塑材料加长。选择有高度尺寸稳定性和流动性的加成型硅橡胶材料取闭口式印模,避免了义齿印模材料从门诊送交技工室加工之间出现尺寸改变。由于加成型硅橡胶材料的操作时间较长,使患者有绝对足够的时间进行主动边缘整塑。此外,较高的流动性,避免了在闭口式印模过程中咬合垂直距离不必要的加高,减少患者戴义齿后出现不适的可能。

5.缩短医师椅旁操作时间

义齿的复制步骤可以交由技师或护师进行,对于临床医师来说,要完成的步骤就只有在复制的义齿上,确定新义齿的咬合关系、𬌗平面高度和中线位置,检查复制效果,试牙,取闭口式印模和戴义齿,可以大大减少临床椅旁操作时间。此外,由于有复制出的义齿,颌位关系的确定有更多的参考因素,出现偏差的机会更少,花费的时间也更少。由于有闭口式印模,义齿组织面与基托在功能状态下可以贴合得更好,减少了戴用新义齿出现不适的机会,由于新义齿与旧义齿非常相像,患者适应快,同时减少了复诊调改的次数,也增加了患者对医师和新义齿的信心。减轻了患者在身体上和精神上的负担。

6.复制义齿的适用范围

引入了颌位关系的重新确定、基托边缘的整塑和闭口式印模等,使义齿复制制作方法适用于旧义齿人工牙已有不同程度磨耗、基托边缘过长或过短的旧义齿、不同的牙槽嵴形态、不同吸收级别的牙槽嵴、与旧义齿基托组织面相比已经出现不同程度的吸收甚至已出现松软牙槽嵴的情况等。但是新义齿是参考旧义齿制作,因此不适用于不能接受旧义齿,甚至对旧义齿有排斥意向的患者。此外,本方法使用了闭口式印模,而且使用了凝固时间较长的加成型硅橡胶印模材料,因此,不适用于不能保持稳定咬合状态完成闭口式印模的患者,如帕金森病、面肌痉挛等。

第二节 全口义齿的固定、稳定及支持

一、固位、稳定和支持的定义及相互关系

固位是指义齿承托区和周边组织抵抗义齿从这些组织区域脱位的能力,是指义齿抵抗垂直向脱位的能力,即抵抗重力、黏性食物和开闭口运动时使义齿脱落的作用力——脱位力而不脱位。稳定是指义齿能够抵抗以一定角度加在义齿上的力(非垂直向力),即能抵抗水平和转动作用力,避免翘动、旋转和水平移动,从而使义齿在功能性和非功能性运动中保持其与无牙颌支持组织之间的位置关系稳固不变。固位、稳定和支持是全口义齿的 3 个基本要素。支持是指义齿承托组织抵抗义齿向组织方向移位的能力,也就是说当受力后,承托组织(牙槽嵴和黏膜)有足够的支持力,防止义齿下沉。支持是固位和稳定的先决条件,有了良好的牙槽嵴和黏膜条件,就有可能实现义齿的固位和稳定。固位又是稳定的前提,没有固位,稳定无从谈起。这 3 个要素既有区别又有联系,虽然说支持反映了患者的自身条件,但是经过医师的努力,提高义齿的固位和稳定,也能部分弥补支持的不足。对于任何条件不同的个体,只有充分利用其支持条件,将全口义齿的固位和稳定实现最大化,才是高质量的全口义齿。

二、影响全口义齿固位的有关因素

全口义齿的固位力取决于义齿基托与黏膜的密合程度与吸附面积、唾液的质量、边缘封闭等因素。

(一)颌骨的解剖形态

颌骨的解剖形态是指无牙颌颌弓的长度和宽度,牙槽嵴的高度与宽度,腭穹

隆的形态,唇、颊、舌系带和周围软组织附着的位置等。这些因素均直接影响全口义齿基托的伸展,影响基托与黏膜吸附面积的大小,从而影响义齿固位力的大小。如果患者的颌弓宽大,牙槽嵴高而宽,系带附着位置距离牙槽嵴顶远,腭穹隆高拱,义齿基托面积大,固位作用好。反之,如果颌弓窄小,牙槽嵴低平或窄,系带附着位置距离牙槽嵴顶近,腭穹隆平坦,则义齿基托面积小,不易获得足够的固位力。

(二)义齿承托区黏膜的性质

义齿基托覆盖下的口腔黏膜应厚度适宜,有一定的弹性和韧性。如果黏膜过于肥厚松软,移动度较大,或黏膜过薄没有弹性,则不利于基托与黏膜的贴合,影响义齿的固位。

(三)唾液的质量

唾液的质量影响吸附力、界面作用力和义齿基托的边缘封闭。唾液应有一定的黏稠度和分泌量,才能使义齿产生足够的固位力。唾液过于稀薄会降低吸附力和界面作用力。口腔干燥症患者,或因颌面部放疗破坏了唾液腺分泌功能的患者,唾液分泌量过少,不能在基托与黏膜之间形成唾液膜,则不能产生足够的吸附力和界面作用力。而唾液分泌过多,使下颌义齿浸泡在唾液中,不能发挥界面作用力,也会影响义齿的固位。

(四)义齿基托的边缘

在不妨碍周围组织功能活动的前提下,全口义齿基托的边缘应充分伸展,并有适宜的厚度和形态。这样既可以尽量扩大基托的面积,又可以与周围软组织保持紧密接触,形成良好的边缘封闭作用。基托边缘伸展不足会减小基托的吸附面积,未伸展至移行黏膜皱襞或边缘过薄的基托边缘则不能形成良好的边缘封闭。但基托的过度伸展会妨碍周围组织的功能活动,对义齿产生脱位力,会破坏义齿的固位,并造成周围软组织的损伤。上颌义齿基托后缘无软组织包裹,为达到边缘封闭,义齿基托应伸展至软硬腭交界处的软腭上,并在基托边缘组织面形成后堤,利用此处黏膜的弹性,使基托边缘向黏膜加压,达到紧密接触。

三、影响全口义齿稳定的有关因素

义齿的固位和稳定相互影响,良好的固位有助于义齿在功能状态时的稳定,但只有良好的固位并不能保证义齿在功能状态下能够完全保持稳定。义齿在功能状态下的稳定还取决于义齿受到的水平向和侧向作用力的大小,以及义齿支持组织抵抗侧向力的能力。义齿的设计和制作应尽量避免产生侧向力,尤其是对于义齿支持组织抵抗侧向力的能力较差的患者。

(一)颌骨的解剖形态

颌骨的解剖形态不仅影响固位力的大小,而且也决定其抵抗义齿受到的侧向力的能力。颌弓宽大,牙槽嵴高而宽,腭穹隆高拱者,义齿较容易稳定。而颌弓窄小,牙槽嵴低平,腭穹隆平坦者,义齿的稳定性差。

(二)上下颌弓的位置关系

上下颌弓的位置关系异常者,包括上下颌弓前部关系不协调(如上或下颌前突,上或下颌后缩),上下颌弓后部宽度不协调,其义齿均不易达到稳定。

(三)承托区黏膜的厚度

承托区黏膜过厚松软,移动度大,也会导致义齿不稳定。承托区黏膜厚度不均匀,骨性隆突部位黏膜薄,义齿基托组织面在相应部位应做缓冲处理,否则义齿基托会以此处为支点而发生翘动。

(四)人工牙的排列位置与咬合关系

人工牙排列的位置以及基托磨光面形态应处于唇、颊肌向内的作用力与舌肌向外的作用力大体相当的部位,此时唇颊肌和舌肌作用于义齿人工牙及基托的水平向作用力可相互抵消(图 8-3),此位置称为中性区。如果人工牙的排列位置偏离中性区,过于偏向唇颊或舌侧,唇、颊、舌肌的力量不平衡,就会破坏义齿的稳定。

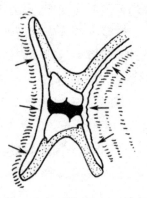

图 8-3 人工牙及磨光面与颊舌的正确关系

人工牙的排列位置还应尽量靠近牙槽嵴顶。无论是水平向还是垂直向偏离牙槽嵴顶过多,会使义齿在受到咬合力时以牙槽嵴顶为支点产生翘动。人工牙的𬌗平面应平行于牙槽嵴,且应平分上下颌间距离。人工牙高度和倾斜方向应按照一定的规律排列,使牙尖形成适宜的补偿曲线和横𬌗曲线,正中咬合时上下牙具有适宜的覆𬌗、覆盖关系和均匀广泛的接触,前伸和侧方运动时达到平衡咬合,或者采用特殊面形态的人工牙,尽量避免咬合接触对义齿产生侧向作用力和导致义齿翘动。

(五)颌位关系

天然牙列者,上下颌咬合在正中时位置关系恒定、可重复。无牙颌患者采用全口义齿修复时,首先应确定上下无牙颌的位置关系,使义齿的咬合关系建立在稳定、可重复的正确位置上。如果颌位关系确定错误,义齿戴入患者口内后就不能形成稳定的、尖窝交错的均匀接触关系和咬合平衡,而出现咬合偏斜、早接触和干扰,使义齿在行使功能时无法保持稳定。

(六)义齿基托磨光面的形态

义齿基托的磨光面形态应形成一定的凹斜面,义齿唇、颊、舌侧肌肉和软组织的作用能对义齿形成挟持力,使义齿基托贴合在牙槽嵴上保持稳定。如果磨光面为突面,则唇颊舌肌的作用会对义齿产生脱位力。

四、牙槽嵴吸收程度对修复效果的影响

牙槽嵴吸收程度分级:Atwood(1971年)根据无牙颌牙槽嵴的形态,将牙槽嵴吸收程度分为4级。

(1)一级:牙槽嵴吸收较少,有一定的高度和宽度,形态丰满者。

(2)二级:高度降低,尤其是宽度明显变窄,呈刀刃状的牙槽嵴。

(3)三级:高度明显降低,牙槽嵴大部分吸收而低平者。

(4)四级:牙槽嵴吸收达基骨,牙槽嵴后部形成凹陷者。

显然,牙槽嵴级别越高,修复效果会越好。一般年轻患者,或成为无牙颌时间不长的患者,多数为一级牙槽嵴。一级牙槽嵴可用常规修复方法修复,容易获得较好效果。而随着戴义齿时间延长,或全身健康状况差者,牙槽嵴条件将成为二级,甚至三级、四级,需要采用不同的特殊方法,使其义齿能恢复一定的功能。牙槽嵴的级别反映的是患者的支持因素,也间接影响义齿的固位和稳定。

第三节　即刻全口义齿修复

即刻全口义齿是在口内余留天然牙拔除前制作，在拔牙后即刻戴入的全口义齿。即刻全口义齿可以作为过渡性修复（暂时义齿），只在拔牙创愈合期间内短期使用，以后再重新修复；也可以在拔牙创愈合后，经过重衬处理，较长一段时间使用。

一、即刻全口义齿的优点

（1）最主要的优点是可以避免因缺牙而影响患者的面部形态美观、发音和咀嚼功能，不妨碍患者的社交活动和工作。即刻全口义齿尤其适用于演员、教师、公众人物及其他对自身形象要求较高的患者。随着社会的文明进步，要更多地考虑到患者失牙的痛苦，尽可能采用即刻义齿进行过渡修复。

（2）拔牙后立即戴入义齿，可起到压迫止血，有利于血凝块形成，保护伤口免受刺激和感染，减少拔牙后疼痛，促进拔牙创愈合等作用。

（3）利用患者余留天然牙的正中咬合关系，易于取得即刻全口义齿的正确的颌位关系。

（4）即刻义齿在拔牙后支持面部软组织，保持原有的咬合垂直距离、肌肉张力和颞下颌关节状态不变，患者易于适应义齿的使用。

（5）采用即刻义齿修复可参照患者余留牙的形态、大小和颜色选择相近似的人工牙，并可参照天然牙排列的位置和牙弓形态来排列人工牙，使义齿修复后尽可能恢复患者缺牙前的外观。

二、即刻全口义齿的缺点

（1）由于余留天然牙的存在，印模的准确性较差。此外，由于需在石膏模型上刮除余留牙，以及拔牙后牙槽嵴形态变化，使得义齿基托密合性较差。

（2）由于不能进行义齿蜡型试戴，即刻义齿戴入前患者不能准确了解修复后的外观情况。

（3）与常规全口义齿修复相比，即刻全口义齿修复技术较复杂，患者复诊次数和费用增加。

（4）由于在拔牙初期，牙槽嵴变化很大，有可能在等待伤口愈合过程中，需要多次重衬，以满足义齿行使功能的需要。

三、即刻全口义齿的禁忌证

(1)全身健康状况差,不能耐受一次拔除多个牙和长时间治疗的患者。

(2)拔牙禁忌证的患者,如患有牙槽脓肿、牙周脓肿等;口腔内存在其他感染、溃疡、肿物等病变的患者。

(3)对即刻全口义齿修复的治疗过程、费用,以及戴义齿后可能出现的不适等问题不能接受的患者。

四、即刻全口义齿修复治疗步骤

(一)检查与治疗计划

即刻义齿修复前应了解患者全身健康状况、口内牙齿缺失和余留牙状况。如余留牙松动度、牙周袋深度、牙槽骨吸收程度,有无牙槽脓肿和牙周脓肿,余留牙咬合关系,有无咬合干扰和正中偏斜,缺牙区牙槽嵴形态,黏膜状况等。应先治疗严重的感染病灶,去除牙石,调去除咬合干扰。干扰严重的倾斜、移位后牙,常导致正中偏斜,影响颌位关系确定,可考虑先行拔除,待拔牙创初步愈合(3～6周)后,再开始即刻义齿修复。原有可摘局部义齿的患者,如果义齿尚有一定的固位稳定性,可在拔牙前取印模,在旧义齿上加牙及延长基托,做成即刻全口义齿,拔牙后,立刻戴入。

(二)制取印模

由于天然牙的存在,使即刻全口义齿印模的边缘整塑和印模准确性受到一定程度的影响。即刻全口义齿的印模技术有以下 3 种方式。

1.成品托盘印模

采用成品有牙列托盘,在游离端缺隙处加印模膏取初印模,以此作为个别托盘,再加藻酸盐印模材取得终印模。此法简单,但印模的准确性差。

2.个别托盘印模

先用成品有牙列托盘加藻酸盐印模材取初印模,灌制石膏模型后,用自凝树脂制作覆盖余留牙和缺隙牙槽嵴的个别托盘(见可摘局部义齿个别托盘制作),经过边缘整塑后,用硅橡胶、藻酸盐等终印模材取终印模。

3.联合印模

先用成品有牙列托盘加藻酸盐印模材取初印模,灌制石膏模型后,用自凝树脂制作覆盖缺隙牙槽嵴(包括上腭)的个别托盘,或只空出余留牙的个别托盘。经过边缘整塑,在个别托盘上加终印模材取得牙槽嵴处功能性印模,保持个别托盘在牙槽嵴原位不动,再用成品有牙列托盘加印模材取得包括牙槽嵴和余留牙的完整印模。

(三)颌位关系记录

首先在工作模型上制作暂基托,并在缺牙区基托上放置适当高度的蜡堤,根据余留牙排列位置确定𬌗平面和唇侧丰满度。如果患者口内余留牙能够维持正常的咬合垂直距离和正中关系,可将蜡堤烫软后让患者咬合在正中𬌗位,以记录上下颌颌位关系。如果患者口内的余留牙不能维持正常的垂直距离和正中关系,需利用上下堤恢复正确的垂直距离,并确定正中关系位。在记录颌位关系时必须明确上下颌余留牙之间无𬌗干扰和正中偏斜,如果余留后牙𬌗存在干扰,应在取印模前先调或将有𬌗干扰的余留牙先行拔除,以确保记录正确的颌位关系。对于上前牙缺失或排列位置异常的患者,还应在𬌗堤唇面记录中线、口角线和唇高线。

(四)模型修整与排牙

即刻全口义齿修复的特殊之处是在拔牙前取印模和灌制石膏模型,因此在义齿制作前需要对工作模型进行修整,即将需要拔除的余留牙刮除,并修整牙槽嵴形态。模型修整时,首先将石膏牙在平齐两侧牙龈乳头处削除,然后修整其唇颊侧和舌腭侧斜面,形成圆钝的牙槽嵴形态。上颌牙拔除后拔牙窝唇颊侧组织塌陷相对较多,舌腭侧组织很少塌陷。下颌与此相反,拔牙窝舌侧组织塌陷较多。因此上颌牙的唇颊侧和下颌牙的舌侧应适当多刮除一些石膏。一般情况下,牙龈健康的上颌余留牙唇颊侧可刮除2~3 mm,舌腭侧不超过2 mm。牙槽骨吸收较多有牙周袋者,应将牙周袋袋底的位置(牙周袋深度)画在模型石膏牙的唇颊侧,牙槽嵴修整磨除至画线处。

石膏牙削除和牙槽嵴修整可一次全部完成,然后开始排列人工牙。如果需要复制余留牙(特别是余留前牙)的形态和排列位置时,可逐个牙分别进行。先选择或调改好与余留牙大小、形态相同的人工牙,在削除一个石膏牙并进行局部牙槽嵴修整后,将人工牙排列在相同的位置上。人工牙的排列应遵循全口义齿的排牙原则,达到平衡。

(五)完成义齿

根据全口义齿蜡型制作要求完成义齿基托蜡型,经过装盒、装胶、热处理、打磨、抛光等步骤,完成义齿制作。最终完成的义齿在戴入患者口内前应浸泡在消毒溶液内备用。

(六)拔牙与义齿即刻戴入

即刻义齿制作完成后,可进行外科手术拔除余留牙,并同时进行牙槽嵴修整术,去除牙槽嵴上的骨突和明显的组织倒凹。外科手术完成后,将即刻义齿从消毒液中取出,冲洗干净,以免义齿黏附的消毒液刺激伤口,然后将义齿戴入患者口内就位。如果戴入时有压痛或不能就位,可检查并磨改基托进入组织倒凹部位,使义齿能够顺利就位,然后进行初步调。

(七)术后护理

(1)患者在术后 24 小时内不宜漱口和摘下义齿,否则不利于止血和拔牙窝内血凝块的形成。由于术后组织水肿,义齿摘下后重新戴入比较困难,还会刺激伤口引起疼痛。患者在术后24 小时内应进流质或软食,避免吃较硬、过热的食物。

(2)术后 24 小时后复诊,摘下义齿,了解和检查患者戴用义齿情况,缓冲义齿压痛区,调殆。

(3)术后 1 周内,或在肿胀消退前,夜间戴用即刻义齿,以免因伤口夜间肿胀,导致次日早晨义齿就位困难。但患者应在饭后摘下义齿清洗并漱口,以保证拔牙创伤口的清洁。清洗后应马上重新将义齿戴入。术后 1 周拆除缝线后,患者可开始在夜间不戴用义齿。

(八)复诊与基托重衬处理

患者戴即刻义齿后应定期复诊检查,如果出现疼痛或其他不适,应及时复诊处理。随着拔牙创愈合,牙槽嵴骨组织改建和吸收,即刻全口义齿戴用一段时间后,基托组织面可能与牙槽嵴黏膜不密合,影响固位和支持。即刻全口义齿一般需要在初戴后 3 个月至半年内进行基托组织面重衬处理。即刻义齿经过重衬处理后,可以较长期地使用。也可以在牙槽嵴骨组织形态基本稳定后,重新制作全口义齿。

参 考 文 献

[1] 戴辛鹏.口腔专科诊疗技术与临床[M].北京:中国纺织出版社,2022.

[2] 秦晶.现代儿童口腔医学[M].西安:陕西科学技术出版社,2021.

[3] 石静.口腔疾病的诊断与治疗[M].昆明:云南科技出版社,2020.

[4] 应彬彬,韦宁,俞梦飞.口腔保健与常见疾病防治[M].杭州:浙江大学出版社,2022.

[5] 黄元清,黎祺.口腔颌面外科学[M].武汉:华中科技大学出版社,2021.

[6] 管红雨,孙昌娟,梁露露.现代口腔疾病诊疗[M].广州:世界图书出版广东有限公司,2022.

[7] 容明灯.青少年口腔健康知识手册[M].广州:广东人民出版社,2021.

[8] 章圣朋,梁源,黎祺.口腔临床药物学[M].上海:同济大学出版社,2020.

[9] 闫伟军,朴松林,刘鑫.临床口腔疾病诊疗指南[M].厦门:厦门大学出版社,2021.

[10] 杜芹,林木.儿童口腔疾病诊治与舒适化操作[M].北京:中国纺织出版社,2022.

[11] 杜阳.口腔多学科临床思维与实践[M].沈阳:辽宁科学技术出版社,2021.

[12] 董贤亮.口腔科临床诊疗技术研究[M].汕头:汕头大学出版社,2022.

[13] 刘连英,杜凤芝.口腔内科学[M].武汉:华中科技大学出版社,2020.

[14] 王文梅,杨旭东.口腔颌面部相关综合征[M].南京:东南大学出版社,2022.

[15] 王培军,吕智勇.口腔疾病诊疗与康复[M].北京:科学出版社,2021.

[16] 林焕彩.实用口腔流行病学[M].北京:人民卫生出版社,2022.

[17] 史彦,杨健.口腔医学导论[M].北京:清华大学出版社,2021.

[18] 付爽,白轶昕,薛心,等.现代口腔医学基础与实践[M].北京:中国纺织出版

社,2022.

[19] 赵文艳,王泰.口腔常见疾病的诊疗及数字化技术应用[M].银川:阳光出版社,2020.

[20] 方贺.现代口腔科实用诊疗技术[M].北京:中国纺织出版社,2022.

[21] 张文,张娜,吕荟.口腔常见病诊疗[M].北京:科学出版社,2020.

[22] 殷悦,李轶杰,么远.口腔医学基础与临床实践[M].郑州:郑州大学出版社,2022.

[23] 陈泽涛.口腔基础研究导论[M].北京:人民卫生出版社,2020.

[24] 何文丹,龚斌,张敏,等.精编临床口腔医学理论与实践[M].北京:科学技术文献出版社,2021.

[25] 欧平花,李翠,苏花,等.口腔疾病规范化诊治方案[M].长沙:中南大学出版社,2022.

[26] 陈瑞扬.口腔组织病理学[M].北京:北京科学技术出版社,2020.

[27] 吴龑,孟玲娜,望月,等.口腔临床操作技术与疾病治疗[M].开封:河南大学出版社,2021.

[28] 易建国,孙雪梅.口腔修复学[M].武汉:华中科技大学出版社,2022.

[29] 冯昭飞.口腔预防医学[M].北京:北京科学技术出版社,2020.

[30] 吴朋.口腔疾病诊断治疗[M].北京:科学技术文献出版社,2021.

[31] 刘庆熙.口腔修复体制作[M].北京:科学出版社,2022.

[32] 宫苹,王佐,林邸萍.口腔种植学[M].北京:人民卫生出版社,2020.

[33] 李为.口腔修复材料基础与前沿[M].合肥:中国科学技术大学出版社,2022.

[34] 卢嘉静.口腔正畸工艺技术[M].沈阳:辽宁科学技术出版社,2022.

[35] 孙尚彤.牙槽突扩张术联合 GBR 植骨术用于牙齿发育异常行种植牙治疗中的效果观察[J].当代医学,2020,26(24):16-18.

[36] 李潇潇,李芝香,董宁,等.儿童龋病唾液氧化应激和免疫指标与龋病严重程度的相关性[J].疑难病杂志,2022,21(1):69-73.

[37] 胡慧.复方阿替卡因在儿童牙体牙髓无痛治疗中的应用效果分析[J].中外医疗,2022,41(14):107-111.

[38] 刘璐.三联抗生素糊剂治疗儿童乳牙根尖周病的效果分析[J].当代医学,2022,28(9):100-102.

[39] 梁伟,李平平,葛少华.Nd:YAG 激光治疗牙本质过敏症的机制和应用进展[J].口腔医学,2022,42(1):87-91.